子育てと健康

24

シリーズ

季節の変化と子どもの病気

伊東 繁
（小児科医）

大月書店

私を小児科医に育ててくれた多くの子どもたちに本書を捧げます。

季節の変化と子どもの病気◆目次

はじめに

1 春の病気

2 夏の病気

③ 秋の病気

④ 冬の病気

●装丁・レイアウト——渡辺美知子●カバー画——オノビン

はじめに

■気象条件と喘息発作

わたしは、千葉県流山市にある東京勤労者医療会東葛病院で、小児科・アレルギー科の診療をしています。

アレルギーというのは、身体の側にアトピー素因という、アレルギーの病気をおこしやすい体質があって、そこに何かアレルギーのきっかけになるもの（アレルゲン）が入ってくると、そこでいろいろなアレルギー反応がおきて、症状が出るというやっかいな病気です。

アレルギーの病気のなかに気管支喘息《ぜんそく》（ふだんは喘息とよんでいますが）という病気があります。めずらしい病気ではありません。喘息の患者さん方と何十年もの長い間お付き合いをさせていただいていますと、いろいろと喘息について興味深いことがみえてきます。そのうちのひとつが、喘息という病気は毎年九～一〇月に発作のおきる患者さんが増えるという、はっきりとした季節性があることがわかったことです。

喘息と季節のことをいろいろな角度からみていくと、季節というより、むしろその季節の気候の条件がどうも喘息発作のおきやすさに関係しているのではないかという考えにたどりつきました。そこで、今度は喘息発作がおきたときがどういう気象条件だったのかを調べました。気象庁から地域の気象データをいただいて、ひとりひとりの患者さんの発作のおきた時間帯と、そのときの気象条件とを突き合わせるという作業を、何年もやってみました。

そのなかでわかったことのひとつは、短時間の間に急に気温が下がると、喘息発作がおきやすくなるということです。また、台風がやってくることと喘息発作がおきるかどうかは、あまり関係はなさそうだということもわかりました。

■気象病と気候病

季節や気象という自然の条件のなかで、いろいろな病気の病状が悪化したり、逆によくなったりするということが昔から知られています。人間も生物も、季節や気象の変化などいろいろな自然条件のなかで生きていますから、病気もそれらの影響を免れることはできないのです。病気というのは、たとえば感染症の場合、細菌やウイルスなどの微生物が人間にくっついてかかるわけです。冬の季節になりますと、ノロウイルスというウイルスによる下痢症がはやります。ノロウイルスには、おとなも子どももかかりますが、乳幼児の場合はロタウイルスという白い下痢便が出る病気のほうがかかりやすいのです。ノロウイルスもロタウイルスも冬が流行のシーズンです。なぜ冬にそういうウイルスがはやるかはよくわかっていません。インフルエンザも冬にはやります。季節や気象の変化のなかで、ウイルスや細菌が増殖するからです。

では、いろいろな自然条件のなかで、子どもたちがどのような影響を受けているのか、考えてみたいと思います。

自然条件でも、気象的に前線、とくに寒冷前線の接近、通過、フェーン現象などが誘因となって、症状の悪化や発作の出現がみられます。それらの病気を気象病(meteorotropic disease)と呼んでいますが、昔から脳卒中であるとか、血管性の病気、肺塞栓《そくせん》、喘息発作、精神障害などが気象病としてあげられています。

また、日射や紫外線、温熱など、ある特定の環境要素とそれによっておこってくる身体の中の病状の進行との関係が十分に知られているものを気候病(climatic disease)と呼びます。気象病と似たようなものですが、少しニュアンスがちがいます。

たとえば、季節によってその土地特有の気象現象の発生がみられます。そういった病気にかかわる因子として、気温、湿度、日照、風速、雨量、気圧などの気象条件、大気のイオンや磁場、放射能、地質などの自然環境条件など、いろいろなものがあります。そして、地域に生育する植物や動物の生物学的因子、都市化や工業化などの人工環境因子などもあげられます。最近は、都会が全部アスファルトで覆われてしまって、熱が跳ね返ってきて、そのために東京などではヒートアイランド現象といって非常に温度が高くなります。このようなことも気象病などには関係してきます。

季節病（seasonal disease）は、ある特定の季節の環境と強いつながりがある病気です。その要因としては、

(1)気象要素が直接健康に影響を与える場合
(2)動物や植物が起因となって、季節によって病原体や媒介動物の発生、活動の変化などが発病の要因となる場合
(3)それらの病因に対する人の感受性、抵抗力の変化、生体機能の季節的な変動が病気の発生に関与する場合

などがあります。

■ドイツの医学気象予報

わたしが医者になったのは一九六〇年代の後半ですが、そのころ『医学のあゆみ』という専門雑誌のなかにドイツの医学気象予報を紹介している論文がありまし

た。これを紹介したのは、日本の気象学者の籾山《もみやま》政子さんという方でした。この論文によりますと、ドイツのハンブルグで、医学者、気象学者、統計学者、生物学者などいろいろな人たちがチームをつくって、どういう条件のときにどのような病気が発生するかあるいは悪化するかということを、過去六〇年間の病気の統計と気象の統計を集めて分析を行ったのだそうです。

過去六〇年というと、一八九〇年くらいからのデータです。それを集めて気象と病気の関係性を調べ、気象の条件から病気がよくなるか悪くなるかの予測ができると考えました。そこで日毎の気象の条件をもとにして、ハンブルグの気象台で、医学気象予報をしていたのです。一般には公開されないで、医師がこの気象台に電話で問い合わせると、どのような病気の予報がでているかを教えてくれたのだそうです。

今ではこれをインターネットでみることができるようになっていて、インターネットのホームページの画面を見ますと、二九種類の病気が載っています。知りたい病気の病名をクリックすると、ドイツ全体の地図の上に、お日様のような丸い顔が地方ごとに六つあらわれます。病気の状態がいいときはグリーンの色の笑顔、状態の悪いときは赤い色のしかめ面、というように、四段階の病気の状態が示されるようになっていま

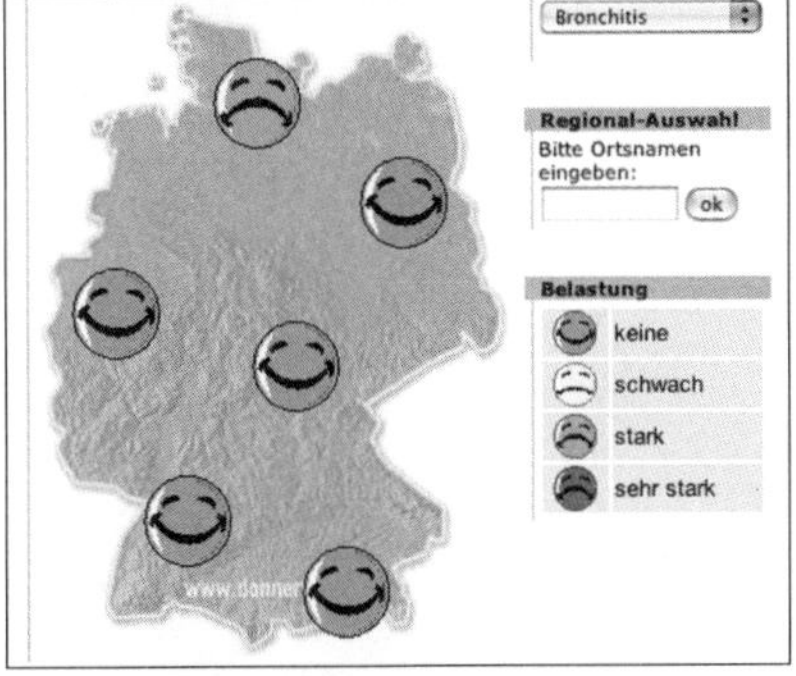

インターネット上の医学気象予報（ドイツ・気管支炎）

す（前ページの図）。

わたしが喘息発作のおきやすさと気象との関係を調べる研究をしていたと述べましたが、この研究をしているときに、一日前とか二日前の気象の条件と今日の喘息発作のおきかたに関連性があるということをみつけていました。この関連性から考えると、一日前の気象の条件から明日の喘息発作のおきかたが予測できる理屈です。実際に、ある年の一年間、毎日気象庁の気象データを問い合わせて、そのデータから翌日の喘息発作のおきやすさを病院の待合室に「喘息予報」として発表するという試みを行いました。一年たって、この一年間の予報の的中率を計算しましたところ、六五％くらいがあたっていました。今の天気予報と比べて、どちらがあたりが多かったでしょうか。

■季節病カレンダー

ハンブルグの医学気象予報を紹介した籾山政子さんは、ご自身では「季節病カレンダー」というものを発表しました（図）。

図は上と下の二つになっていますが、上が一九〇六〜一九一〇年、下が一九九〇〜一九九四年です。いろいろな病気の名前がありますが、今の病気と比べるとずいぶんちがいます。百日咳、流行性感冒、肺炎・気管支炎、麻疹、腸チフス、赤痢、下痢・腸炎、結核、脚気、心臓の疾患、脳卒中、腎臓炎、癌、老衰などありますが、腸チフスや脚気などは、今はあまりありません。この図では、季節によってどういう時期にどういう病気がおこりやすいかというのがわかります。下の一九九〇～一九九四年では、自殺という項目がありますが、三～六月となっています。不慮の事

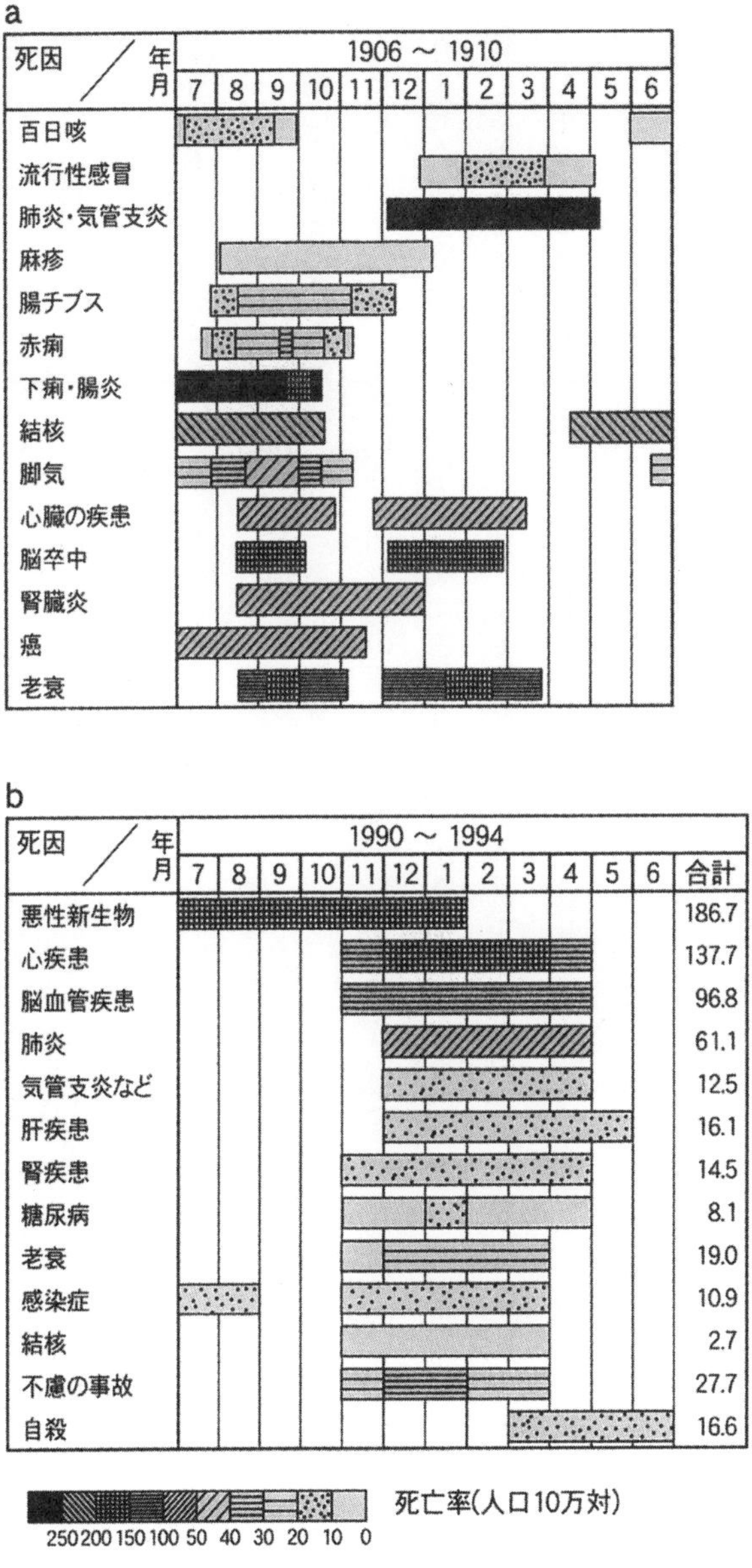

図　籾山政子の季節病カレンダー

故というのも、ある季節におきやすくなっています。この表は籾山さんが一〇年くらい前に調べたものです。ですから、現代では、また少しちがった季節病というのがでてくるのではないかと思います。今は、厚生労働省などの統計をみれば、このような表をつくることができるかもしれません。

■ヒポクラテスの自然観

ヒポクラテスは、紀元前五〜四世紀の医学者です。日本ではこのような習慣はありませんが、欧米では医学生が卒業するときに「ヒポクラテスの誓い」というのを立てるようです。要するに、医者としてのあり方を宣誓するわけです。

ヒポクラテスは西洋医学の祖とされる人で、著書の『ヒポクラテス全集』のなかで、「人の身体は、火、水、空気、土の四元素より成り、生活はこれらに相応する血液、粘液、黄胆汁、黒胆汁の四者によって行われる。これらの四液の調和が保たれていれば、人は健康であり、不調和のときは病気である」と述べています。

ヒポクラテスは、自然についてのことをいろいろと書いているのですが、「空気、水、場所について」というところでは、「この町では、水は豊富で塩気があり、そして当然地表の近くにあり、夏には暖かく、冬には冷たくなる。そして、住民は水分が多くて、粘液の多い頭をしており、彼らの腸は頭から粘液が降りてくるために、しばしば下痢をおこすことになる」とあります。

また、「風土病は次のものである。まず、女性は病気がちで下痢その他をおこしやすい。それから、多くが生まれつきではないのに不妊になったり、頻繁に流産をしたりする。また、小児は、痙攣《けいれん》や喘息の発作をおこしたり、小児病を引きおこすものであって、神聖病（現在の統合失調症？）であると信じられている病気にかかりがちである。また、男性は赤痢、下痢、おこり、冬期の長期的熱病、たくさんの湿疹、および痔出血にかかる」とあります。

気象条件によって、なぜその時期に病気になるかということは今でもわからないことがたくさんあります。これからそういうことが解明されていくのだろうと思いますが、そういう視点で病気をみていくと、新しい見方が開けていくと思います。

1

春の病気

花粉症

　花粉症は、春もありますし、秋もあります。実は、わたしが大学生のころ、秋に花粉症がおこりました。朝八時から大学に行くのですが、ちり紙を一シメもって行きました。今のようにティッシュペーパーなどはありませんから、ちり紙です。教室で、そのちり紙一シメを全部使ってなくなってしまって、最初に鼻をかんだものをもう一度出してみたりしました。当時、まだ花粉症は一般には知られていませんでしたけれども、そんな具合で、秋に花粉症が出ていました。

　一〇年ほど前から、春にそういう症状が出るようになりました。これを検査してみましたら、スギ花粉に対して反応がありました。春の花粉症の代表は、スギ、ヒノキです。スギ花粉は、二月上旬から五月半ばごろまで飛びます。スギ花粉の飛ぶ時期の後半、一カ月くらい遅れてヒノキの花粉も飛びはじめます。

　スギとヒノキの花粉の大きさは、ほとんど同じくらいで、直径が三〇～四〇マイクロメートルです（写真）。

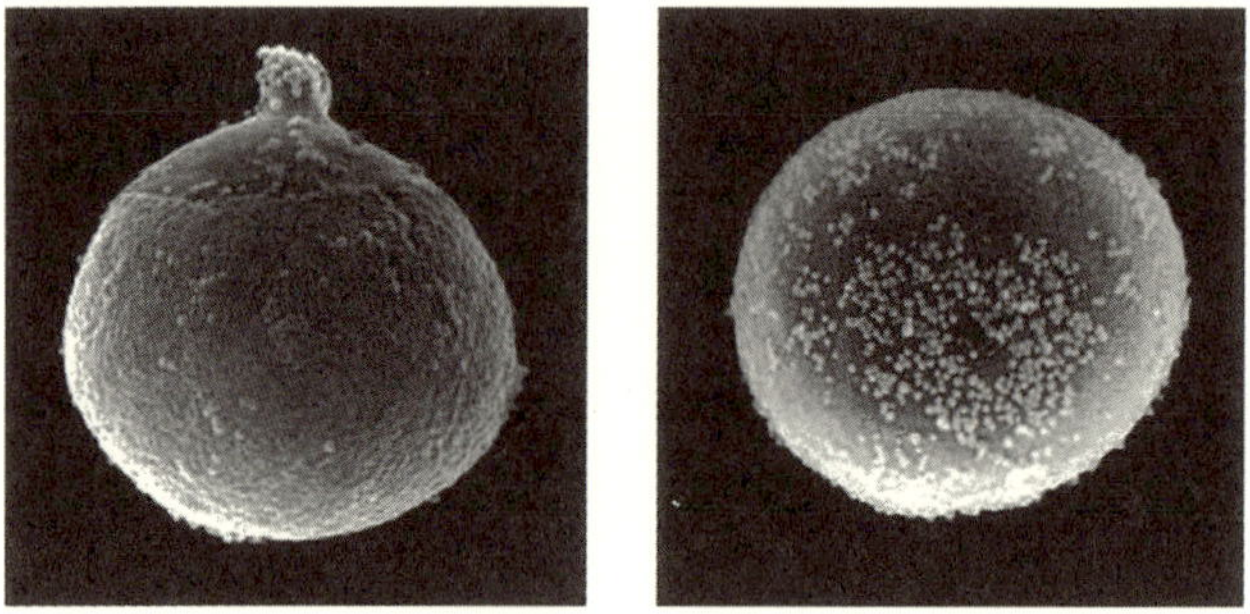

写真　スギの花粉（左）とヒノキの花粉（右）
（独立行政法人林木育種センター提供）

スギ花粉症

●原因

いうまでもなく、スギの花粉をアレルゲンとするアレルギーの病気です。アレルギーというのは、よく考えると不思議な病気で、アレルゲンという、病気のきっかけになるものが身体に入ってこなければおこらない、ということがひとつ、もうひとつは、人によって病気がおきる人とおきない人とに分かれるということです。

春先にどんなにつらい思いをしても、スギ花粉が飛ばなくなってしまえば、もう何も感じなくなってしまいます。つまり、アレルゲンが周囲にあれば症状が出るし、なくなってしまえば何も症状がおきないということです。

アレルギーの病気がおきやすい人を、「アトピー体質がある」といいます。アトピー体質は、遺伝的に親から受け継ぐもので、アレルギーの病気にかかる人は、たいていご両親やご兄弟にもアレルギーの病気の方がいらっしゃるものです。春先に花粉症でつらい思いをするか、何事もないかのように平気の平左でいるかは、このアトピー体質があるかないかが分かれ目なのです。

実は大昔から日本にはスギの木があって、縄文時代から人びとの生活に利用されてきました。日本の各地で、縄文時代のスギの幹でつくった丸木船が出土しています。九世紀には、茨城県の鹿島神宮で神社の再建や修理に、四万本ものスギが使われました。今でも縄文杉と呼ばれるスギの古木があります。

しかし、スギ花粉症が問題になるようになったのは、たかだかこの数十年です。ある人が、戦前からずっと診療をしていらっしゃる耳鼻科のお医者さんたちに、「戦前から花粉症の患者さんを診察したことがありますか?」というアンケートをとりました。九〇%以上の人が、「昔から患者さんがいたという記憶はない」という回答だったそうです。ところが今では花粉症を診ない耳鼻科医はいないし、花粉症を扱わないと商売にならない状況です。なぜでしょうか?

栃木に日光古河病院というところがあり、わたしも医者になってから月に一回くらい当直のアルバイトをしたことがあります。当時は当直をして、翌朝外来診療をし、あとは大学へ行くという生活をしていました。そこの古河病院の部長さんが、スギの木が多くてスギ花粉のたくさん飛ぶ日光市の二つの地区で、スギ花粉についての調査をしました。ひとつの地区は自動車の交通量の多い杉並木のある地区、もうひとつはスギの木は多いけれどほとんど自動車の通らない山間の地区だったのですが、住民の花粉症の罹患率を比べると、前者では一四%だったのに対し、後者は五％だったということです。車がたくさん通るところのほうが、三倍ほどスギ花粉症の患者さんが多いということがわかりました（一九八九年の調査例）。

また、その古河病院の小児科の先生と大学の内科でアレルギー専門の先生が、共同でスギ花粉について研究をしました。スギ花粉アレルゲンを単独で注射したマウスと、スギ花粉アレルゲンにディーゼル微粒子を混ぜて注射したマウスを比べると、前者はアレルギーのきっかけになるIgE抗体は増えないのですが、微粒子を混ぜた後者ではIgE抗体が多量につくられることがわかりました。注射ではなく、鼻から吸入された場合も同様でした。

つまり、スギ花粉だけではアレルギー症状はあまり出ないけれども、ディーゼルの微粒子をまき散らす車がたくさん走りまわっているような環境のなかでは、スギ花粉症の症状が出やすいということがわかりました。

ところで、日本にはどのくらいのスギの木があるのでしょうか。成育三〇年以上のスギ林の面積量ですが、一九三〇年代は三〇～四〇万ヘクタール、一九四〇年代は五〇～六〇万ヘクタール、一九七〇年は六〇万ヘクタール、一九八九年では一三〇万ヘクタールです。スギは植えてから三〇年くらい経つと、花粉がどんどん飛ぶようになって、人を悩ませるようになります。

ヒノキ花粉症

●原因

スギ花粉症の場合では、スギ花粉の成分の糖たんぱくと人の身体のなかのIgE抗体とが反応してアレルギー症状をひきおこすのですが、実は、ヒノキ花粉の糖たんぱくの一部が、スギ花粉の糖たんぱくの一部と非常に似た構造というか、ほとんど同じ抗原をもっています。ですから、スギ花粉に反応してアレルギーをおこす人は、ヒノキ花粉がもっている同じ共通抗原に対してもアレルギーをひきおこすことがあります。そういう人は、スギ花粉症がおこるし、ヒノキ花粉に対してもアレルギーをおこすことがあります。スギ花粉のある一部の因子が、ヒノキの花粉と共通項をもっていますから、そこの共通の部分に反応する人は、スギにもヒノキにも反応します。スギ花粉が終わっても、今度はヒノキ花粉によってアレルギーがおこるという人もいるのです。

●症状

症状はスギ花粉の場合と変わりません。といっても、出ている症状がスギ花粉によるか、ヒノキ花粉によるかの区別が難しいので、厳密には変わりませんと言い切れないところがあります。

スギは、昭和二五年の第一回植樹祭を契機に、五～六年で集中的に植えられました。ヒノキはそれから五年くらい遅れて、昭和三〇年代に集中的に植林されました。この時期のヒノキが、現在青壮年期にさしかかっています。したがって、今後ヒノキ花粉症が増加してくることが予想されます。スギだけでなく、ヒノキにもこのような症状が出るので、今後の心配をしているところです。

水痘（通称　水ぼうそう）

ほうそうというのは、疱瘡と書いて、痘瘡《とうそう》、天然痘のことです。法定伝染病のひとつで、ワクチン接種を行わなければ、かかった人の半数は死亡するというこわい病気でした。今では撲滅された病気として、過去のものになっています。

水痘は、発疹の様子が天然痘によく似ていますが、天然痘の発疹が膿疱状なのに対して、水痘の発疹は水疱の中身が水のように透明なことから、水ぼうそうと呼ばれるのです。

春から夏にかけて病気がでやすく、初秋の時期に少ない傾向があります。

●原因

水痘・帯状疱疹ウイルスの感染でおこります。水ぼうそうと帯状疱疹とは、一見別の病気のように思われますが、実は同じウイルスでおこるのです。帯状疱疹というのは、末梢神経の通る道筋に沿って帯状に水ぼうそうが密集したようにできるものです。

●症状

水ぼうそうの特徴は、身体とくに胸、おなか、背中などの体幹部に水疱をもった発疹が散在性にでてくることです。熱は、出ることも出ないこともあります。初めは直径数ミリくらいの小さなもりあがった赤い発疹で、水をもっていません。それも、全身をくまなく調べてもせいぜい二～三個見つかる程度です。この時期に自信をもって「これは水ぼうそうです」と言えないこともあります。とくに流行の状況がわからず、どこでうつったかがわからない場合はなおさらです。しかし、たいてい数時間から半日くらいの間に、発疹がどんどん増えてきて、初めから出ていたものは水をもつようになります。こうなれば水ぼうそうでまちがいなしです。

わたしが医学生だったころの皮膚科学のノートがまだとってありまして、ここには「水痘と天然痘の見分け方」という記録があります。「水痘は躯幹（背中やお腹、胸など、胴体のこと）から出始めるが、天然痘は手足から出始める」と、図入りで書かれています。今から四〇年以上も前のノートです。

ＷＨＯの見解では、今は天然痘は撲滅されていて、天然の天然痘はないことになっています。もし、手足からでてくる水疱性の病気があったら、ちょっとぞっとしますね。

国立感染症研究所が調べたグラフから見てみましょう。このグラフの下の数字が、1～53となっていますが、これは一月からの週数です。一年は五三週で、1～4までが一月となっています。水ぼうそうのグラフを見ますと、春の病気というよりは、夏場に少しかかりにくくなる病気といったほうが正確かもしれません。感染力はとても強くて、保育園や病院の乳児室などで集団発生することがあります。潜伏期は二～三週間ほどあるので、ポツンポツンと忘れたころに次の患者さんが出るというように、細く長く流行が続くことがあります。

水痘・帯状疱疹ウイルスに初めて感染したときには、水ぼうそうとして症状がでることがほとんどです。水ぼうそうが治ったあ

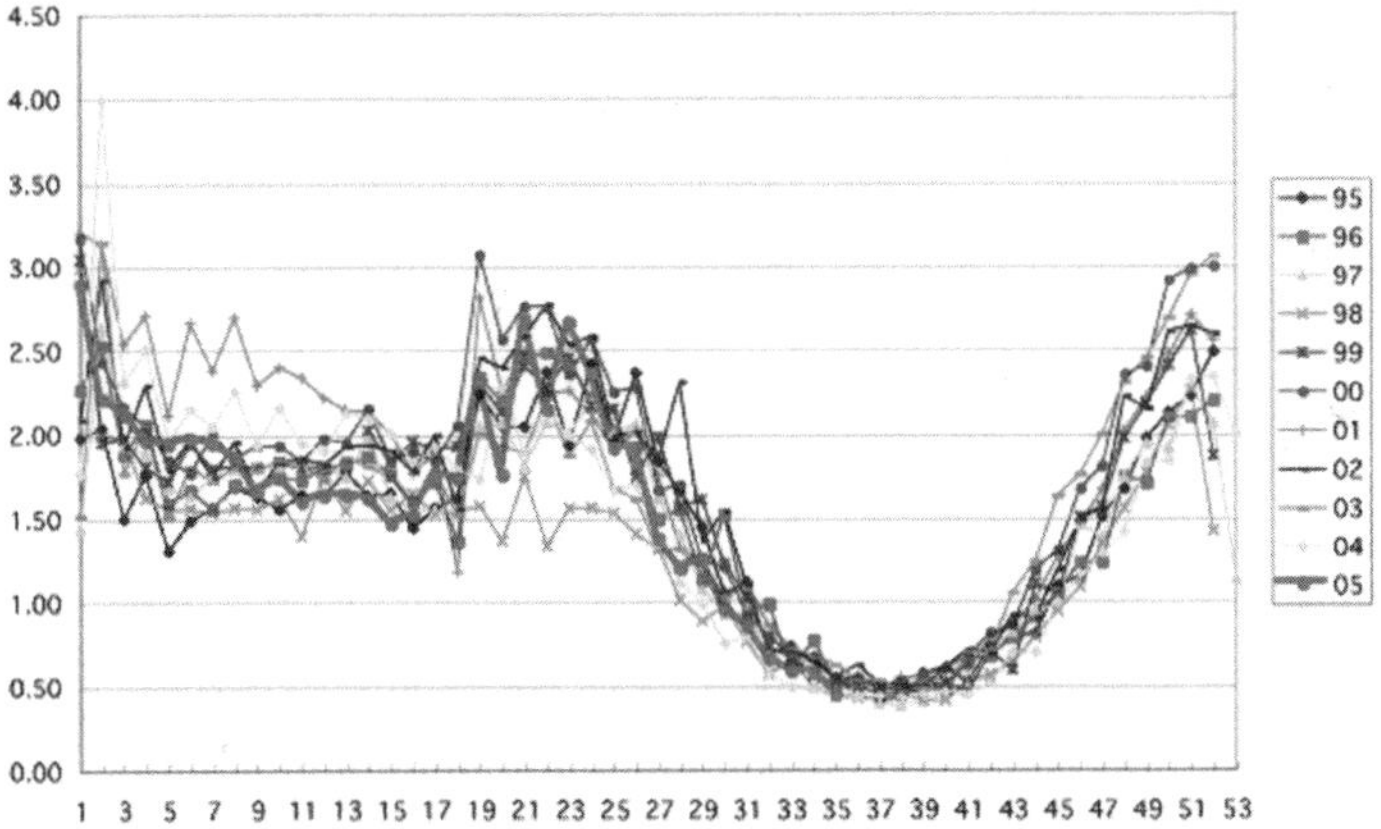

グラフ　水痘（国立感染症研究所提供、以下同）

と、実はこのウイルスはその人の知覚神経節に潜んで感染しつづけ、その人の免疫の働きが低下したときや高齢化に伴って、再び活性化して、帯状疱疹となって症状がでてくるのです。しかし、帯状疱疹は必ずしもお年寄りの病気とはかぎりません。子どもでもかかることがあります。

以前、わたしのいた大学病院で、帯状疱疹の症状で入院した子どもがいました。受け持ち医になった若い男性の小児科医が、そのうち、水ぼうそうにかかってしまいました。潜伏期から考えて、帯状疱疹の子どもからうつされたのはまちがいありません。

麻疹（はしか）や風疹などは両方ともウイルスの病気ですけれども、そのような病気は、一度かかるとそのウイルスに対する免疫ができます。そうすると麻疹や風疹のウイルスは完全に排除されてしまいます。ところが、水ぼうそうのウイルスは、排除されないのです。身体のなかにずっと住みつきます。永住してしまうのです。ですから、子どものころに水ぼうそうにかかって治ったとしても、その後おとなになってから帯状疱疹になることもありますが、それは同じウイルスです。

ウイルスというのは、いろいろな性質のものがあって、いったん排除されたらそれきりという麻疹などのウイルスや、水ぼうそうやヘルペスのように何度もかかるものもあります。もっとやっかいなのは、エイズのウイルスです。これは細胞の核酸（ＤＮＡ）のなかに取り込まれます。また、九州のある地方の風土病で、ウイルス性の成人Ｔ細胞白血病というのがあります。そのウイルスも細胞の核酸（ＤＮＡ）のなかに取り込まれて、それが親から子へ、子から孫に伝わっていくという病気です。このように、ウイルスの病気にはいろいろな種類があります。水ぼうそうのウイルスは、一度出たら潜んで、また顔を出すという種類です。

●防ぎ方・対処法

水ぼうそうは、人から人へとうつる病気です。ということは、水ぼうそうの患者さんがいたら、そばに近寄らないことが一番です。

もっと積極的に防ぐには水痘ワクチンを接種しておくことです。日本の高橋らによって開発された岡株ワクチンは、ＷＨＯによって安全性、有効性ともに優れたワクチンと認められ、多くの国で使われています。日本ではもともと白血病やがんの患者さん、あるいは治療によって免疫の働きが低下してしまった人を対象に接種されていましたが、今は誰でも受けることができます。外国では、アメリカ、韓国、カナダ、オーストラリア、フィンランドなどですべての子どもが受けるよう推奨されています。定期接種を導入した国では、水ぼうそうにかかる人が減り、入院する人も減り、水痘に関連した医療費の削減、死亡率の低下など、国の財政にもプラスの影響を与えています。日本での接種率は二五〜三〇％程度で、集団発生を防ぐことは期待できません。

●休園・休校

水ぼうそうの全部の発疹がかさぶたになるまで、学校や保育園には行けません。しかし、かさぶたが全部落ちるまで待つ必要はありません。

水いぼ

水いぼというのは、正式な名前は伝染性軟属腫といいます。モルスクムウイルスというウイルスによる病気です。直径一〜三ミリ程度で、半球状にもりあがり、真ん中におへそのような白い部分がみられます。まわりを押すと、白い粥《かゆ》状のねっとりした中身が押し出されてきます。初めは粟粒大のとても小さなもので、ひっかいたりして中身が周囲について、だんだんと数が増え、ひとつひとつのサイズもだんだんと大きくなっていきます。

学校や幼稚園などで、春の健康診断で校医さんに見つけられることが多く、ちょうどこれからプール授業が始まるというときですので、「水いぼをとってもらってからでなければプールに入れません」と宣告されてしまうことになります。

どうも、水いぼという名前が、プールなどの水の中でうつるとかんちがいされている原因ではないかと思います。水いぼは接触感染の病気ですが、水の中でことさらうつりやすいというものではありません。どこでもうつります。

昔は、わたしも水いぼの患者さんが外来にこられて、「先生にプールに入ってはだめといわれました」と聞きますと、仕方なく、ピンセットを使って一生懸命一個一個中身をつまみだしたものでした。水いぼのまわりは不思議と毛細血管が多く、けっこう血が出ます。子どもは皮膚をつままれて痛いのと、血をみてびっくりするのとで、だんだん我慢できなくなって動き出します。患者さんも医者も、汗だくになって水いぼと格闘したものです。

本来は、ウイルス性の病気ですから、放っておいてもある時期になると免疫ができて、自然に水いぼそのものがなくなってしまいます。ですから、できるならばそのままとらないで放っておいてあげたいと思います。

風疹（通称　三日ばしか）

風疹は、発熱、発疹、リンパ節の腫れを特徴とする病気です。

春から夏にかけて流行します。ほかの季節にはほとんどおきません。ワクチンが普及するにつれて、最近は大きな流行はなくなってきました。三日ばしかというのは、麻疹（はしか）に似た病気ですが、軽く済んで、三日くらいで治ってしまうというところからついた名前です。たしかに、風疹そのものはほとんどの場合は重症になることはありません。しかし、まれにですが、髄膜炎や脳炎がおこってしまうことがあります。また、妊娠初期にかかると、胎児に影響が出て、生まれてきたときに心臓病や耳の病気などがおこってくることがあります（先天性風疹症候群）。

一九六四年に、アメリカで風疹が大流行しました。その同じ年に、沖縄でも風疹が大流行したのです。その当時、沖縄はアメリカの統治下にありましたので、アメリカから沖縄には自由に出入りができたのです。その年、アメリカ本土から沖縄に風疹の患者さんがやってきて、沖縄でもたくさんの人が風疹にかかってしまいました。この年の流行のおかげで、アメリカでは風疹に関する基礎的、臨床的な研究がすすみ、分厚い記録となって残されています。

●原因

風疹ウイルスの感染によって病気がおこります。感染を受けてから発病するまでの期間は一四〜二一日です。おもな感染経路は上気道粘膜から排泄されるウイルスの飛沫感染です。風疹ウイルスは世界中に分布していて、三年から一〇年くらいの不規則な周期で局地的に流行をくり返しています。

冬から初夏にかけて病気が発生しやすく、かかりやすい年齢は三歳から一〇歳くらいです。

●症状

発疹の出る前後におよそ四〇％の人に三七・五度以上の発熱がみられますが、たいてい一〜三日で下がります。三日ばしかといわれるゆえんです。

風疹の特徴は、あちこちのリンパ節が腫れることです。発疹の出てくる数日前から腫れはじめます。とくに耳たぶのうしろの頭部や、後頭部に腫れがみられます。指で触れなくても、ボコッとふくれているのが眼で見てわかるほどです。

発疹は直径二〜五ミリくらいの淡い赤色で、発疹どうしがくっつきあうことはあまりありません。はしかの発疹はどちらかというと暗赤色に近いもので、典型的な場合は風疹の発疹とはしかの発疹は区別がつけやすいのですが、ときに、風疹の発疹でもはしかの発疹に似た暗赤色に近いことがあり、発疹のようすからだけでは診断がつけがたい場合があります。そのようなときに、リンパ節の腫れがあるかどうかが、見分けるための大事なポイントになります。また、麻疹の場合にはかかった後、少しうす茶色の色素沈着が残りますが、風疹では治った後に色素沈着をおこすことはめったにありません。

全身に紅斑状の発疹が出て耳のうしろが腫れたら、「風疹かな」と疑ってみてください。そして、妊娠初期の妊婦さんがそばにいたら、風疹の患者さんがそのそばに近寄らないように気をつけてください。

国立感染症研究所の調べたグラフでは、かかった患者さんが多い年もありますが、そうでもない年もあります。全体としてはやはり、春にかかることが多いという傾向が見られます。

風疹は、感染を受けても症状のまったくでない場合（不顕性感染といいます）が二〇％から五〇％もあります。

風疹にかかった場合、三〇〇〇人に一人くらいの割合で血小板減少性紫斑病という血液の病気が合併します。これは、血小板の

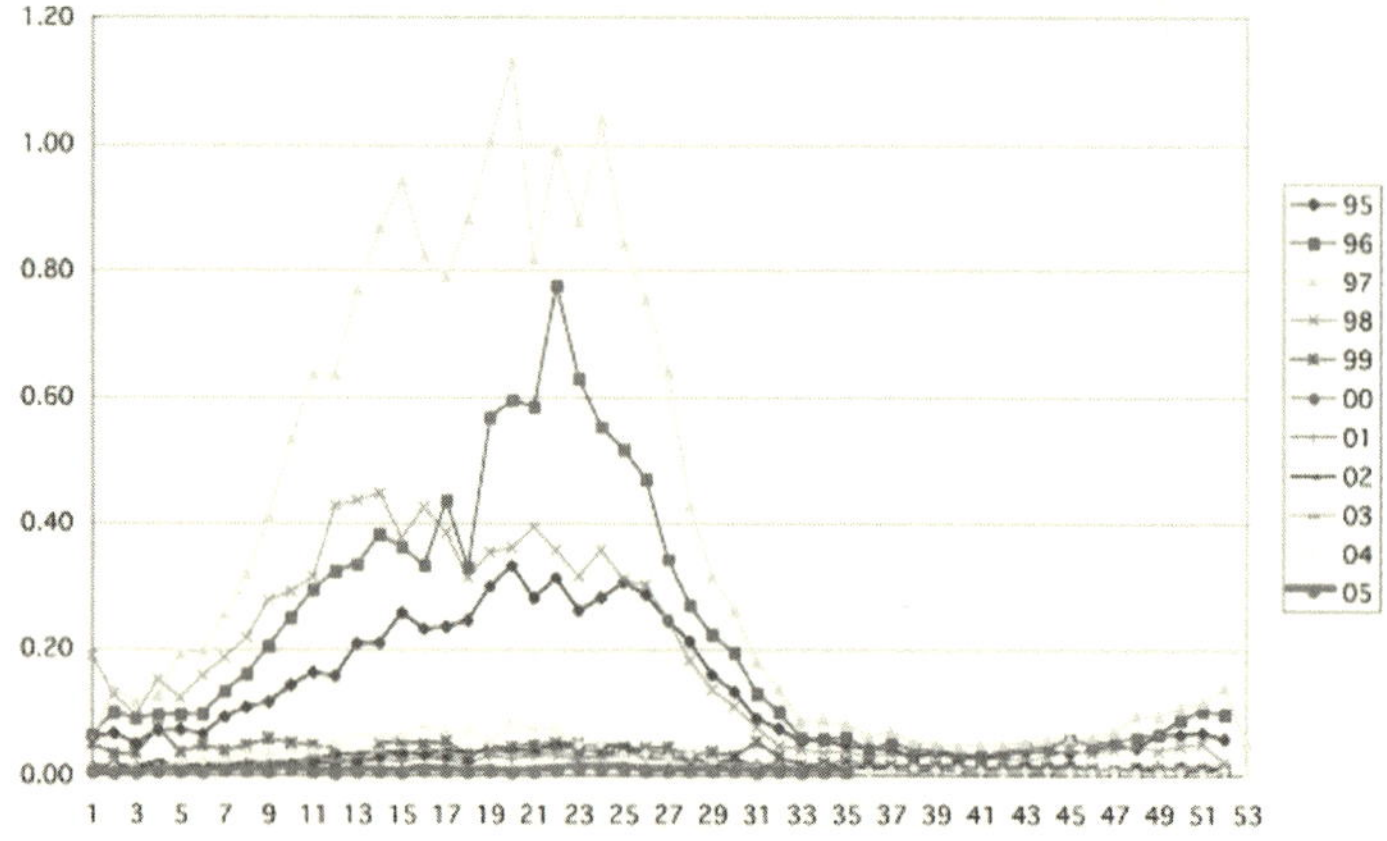

グラフ　風疹

数が減り、出血しやすい状態になってしまう病気です。一定の期間が過ぎると、自然にもとにもどります。

風疹に合併するさらにこわい病気として、脳炎があります。これは風疹にかかった人の三〇〇〇人から六〇〇〇人に一人くらいの割合でおこります。たいていの場合、後遺症を残さずに治りますが、まれに知能障害や運動障害などの後遺症が残ることがあります。

また、妊娠初期の女性がかかると、胎児に奇形がおこることがあります。女性は、思春期前にワクチンの接種を受けておくことが大切です。

●防ぎ方・対処法

風疹にかかってしまった場合、風疹そのものに対する特別の治療法はありません。妊娠初期（とくに八週以内）で、これまでに風疹にかかったことがなく、ワクチンも受けたことがない方は、風疹の患者さんに接触しないように気をつけてください。

風疹を予防するには風疹ワクチンの接種を受けることです。一時、麻疹・流行性耳下腺炎・風疹の三種混合ワクチン（ＭＭＲと呼んでいました）が行われたことがありますが、副作用として髄膜炎がおこることがわかり、行われなくなりました。世界的にみると、ＭＭＲを行っている国が多いのですが、なぜ日本だけ、このような問題がおこったのかはわかりません。二〇〇六年からは麻疹と風疹だけの混合ワクチン（ＭＲといいます）が行われます。

●休園・休校

発疹がすべてなくなれば登園・登校できます。ごくまれに色素沈着が残ることがありますが、この段階になれば、もう出席停止の必要はありません。

伝染性紅斑（通称　りんご病またはりんごほっぺ病）

ほっぺたが、「りんごのようなほっぺ」と言われることから、りんご病と名づけられました。もちろん正式には伝染性紅斑です。この病気も、春から夏にかけてかかりやすい病気です。

●原因

ヒトパルボウイルスＢ19の感染によります。このウイルスは、人の骨髄や胎児の肝臓の赤芽球という未熟な赤血球について増殖します。感染後七～一一日に、咽頭、血液中にウイルスがみつかります。ですから、綿棒などでのどをこすって調べれば、このウイルスがみつかることもあります。

●症状

大部分の人は、ウイルスがついても何も症状がでずに終わります。このような場合を不顕性感染といいます。ウイルスがついてから七～一一日ごろ、つまり咽頭や血液中にウイルスがみつかるころ、発熱、全身の倦怠感、上気道症状などがあらわれることがあります。伝染性紅斑としての症状が出る場合は、感染後一〇日から二〇日くらいたったころ、ほっぺたに比較的境目のはっきりした赤い発疹があらわれます。「りんごのようなほっぺ」という表現がありますが、まさにそのようなほっぺになります。それに引き続いて、腕の外側（曲げたときに外側になる部分）やももの外側などにも発疹がでます。手足の発疹は、レース状とか編み目状とか表現されるように、全体が均一ではなく、赤いところと透けたところが入り混じった状態の発疹です。この病気になったのかどうかというのは、発疹が出ていないとわからないことが多いのですが、発疹がでて病気に気づいたときには、もう人には感染

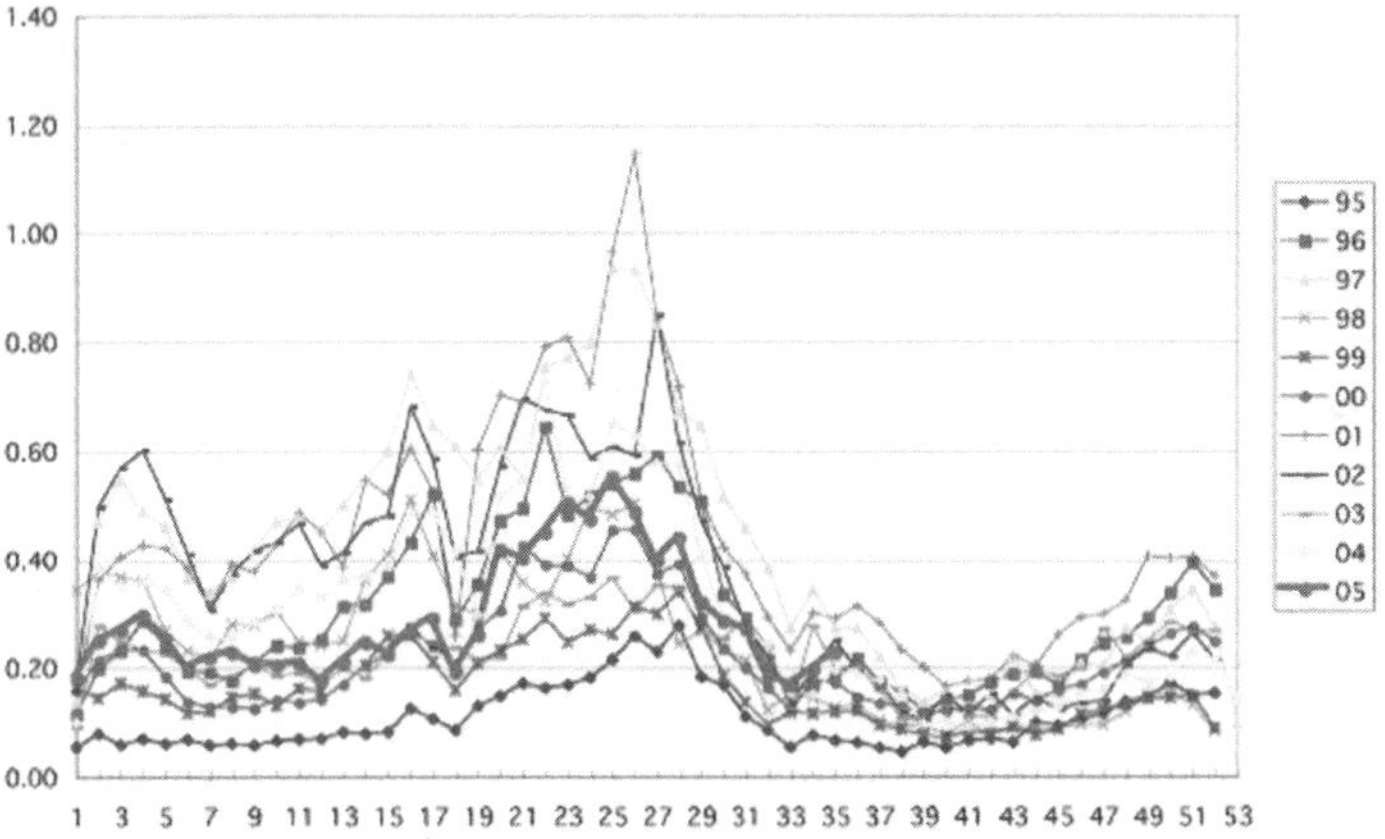

グラフ　伝染性紅斑

しません。

りんご病は、風疹の流行の時期と同じころにおこることが多く、典型的でない場合、風疹とまちがえることがあるかもしれません。

グラフの季節性を見ますと、24のところの数値が高くなっていますので、だいたい五月か六月くらいに多く発症するようです。インフルエンザなどは時期が特定される場合がありますが、りんご病のような病気は厳密に「この時期しかでない」というものではありません。一応、流行が五～六月に集中しているということですから、子どもたちに接している方はこういう時期のことを少し頭の隅に置いていただきたいと思います。

●休園・休校
発疹が出て、人にうつすのではないかと心配になりますが、この時期にはもううつりません。保育園にも学校にも行けます。

実際のところ、発疹がでないとりんご病にかかっていたことはわからないのですが、りんご病とわかったときにはすでに感染力はないという、へんな伝染病です。しかし、今でもその症状がでると「ちょっとお休みしたほうがいい」と言われる学校の先生もいらっしゃるようです。

A群溶連菌咽頭炎

咽頭炎をおこす細菌はたくさんありますが、そのなかで溶連菌（正式にはA群β溶血性連鎖球菌）がとくにとりあげられるのは、この菌がついたあと、急性糸球体腎炎という腎臓病や、リウマチ熱という心臓の弁膜症をひきおこすことのある病気が、余病としておこってくることがあるからです。春にかかりやすいというより、夏から秋にかけて少し減りますが、ほとんど一年中はやっている病気といってよいでしょう。

●原因

A群β溶血性連鎖球菌（化膿性連鎖球菌とも呼びます）の感染によります。この菌がついたかどうかは、のどのところを綿棒でこすって、寒天培地に塗り付け、丸三日ほど孵卵器に入れて培養しますと、菌がふえてきて顕微鏡の検査で判断がつきます。最近では、迅速診断という方法で、二〇分もすれば溶連菌かどうかがわかる方法も開発されています。やはりのどのところを綿棒でこすって、その検査材料を調べるのです。この方法を用いますと、診療所の外来で、少し待っている間に結果がわかりますから、もし溶連菌の反応がプラスにでれば、すぐに抗生物質による治療が始められるのです。

●症状

学童期の小児がかかりやすいのですが、乳幼児でもかかることがあります。

頭が痛い、のどが痛いなどの症状に続いて、高い熱がでます。また、お腹が痛くなることもよくあります。子どもが、のどが痛くて、熱もでてきて、お腹が痛くなったり、吐いたりする症状がみられたら、「溶連菌かな」と考えます。のどをみると扁桃も腫れて赤くなっています。ウイルス性の病気のときののどは、鮮やかな赤色の場合が多いのですが、溶連菌の感染がおこった場合はbeefy redといって、牛肉の切り身がくすんでいるような暗赤色ののどの色になっている場合が多いです。

溶連菌がのどにつくだけでなく、ほかの場所について感染症がおきますと、ついた場所によって中耳炎、副鼻腔炎、乳様突起炎、敗血症、髄膜炎、骨髄炎、肺炎、気管支炎などさまざまな病気もひきおこします。また、皮膚の感染症として、膿瘍、膿痂疹、蜂窩織炎などの病気もおこります。

菌そのものでなく、菌が出す外毒素によっておきる全身性の病気として、猩紅熱《しょうこうねつ》というのがあります。一日から七日の潜伏期ののち、発熱、咽頭炎で発症しますが、舌にイチゴのようにぶつぶつが目立つようになり、その後、首、胸や背中、お腹、手足に鮮やかな紅色の小さなもりあがりのある発疹が出て、全身に広がります。不思議なことに、口のまわりは発疹がでません（口周蒼白）。発疹はかゆみがあり、うっかりすると湿疹かアトピー性皮膚炎とまちがえます。一～二週間しますと表皮がむけ落ちてきます。

猩紅熱は、少し前までは赤痢や天然痘などとならんで、法定伝染病の仲間に入れられていました。しかし、猩紅熱の本態は溶連菌の感染症であることが判明し、きちんと抗生物質による治療をすればすぐに治る病気だということがわかって、法定伝染病からははずされるようになりました。

溶連菌の感染によっておきる劇症型溶血性連鎖球菌感染症という病気があります。まれにしかおきませんが、のどが赤くなり、筋肉の痛みがおこり血圧が下がるという病状の特徴をもった病気で、おとなも子どももかかります。いったんかかると、死亡率が三〇％程度と、とてもこわい病気です。

余病のひとつの急性糸球体腎炎という病気は、侵入してきた溶連菌に対して身体のなかにできた免疫抗体と、溶連菌の菌体成分とが反応してできた免疫複合体と呼ばれるものが、腎臓に沈着して腎臓病をおこしてしまうものです。この腎炎は、あまりあとに後遺症を残すことはないのですが、病気の初期には、一時的に腎臓が十分に働かなくなるので、身体のむくみや高血圧など、とても重い病状にみえて心配になることがあります。

急性糸球体腎炎をひきおこす溶連菌はとくに腎炎惹起性株といわれるものですが、それでも腎炎惹起性株の全部が腎炎をおこすわけではなく、せいぜい一五％程度といわれます。

また、ある研究では、溶連菌感染がおこって、何も抗生物質を使わなくても、急性糸球体腎炎になる率は〇・一％以下ということです。抗生物質を使っていれば、もっと腎炎のおきる率は低いはずです。

もうひとつの余病のリウマチ熱は、溶連菌による咽頭炎を受けた子ども、とくに五歳から一五歳くらいの年齢でおこることがあります。溶連菌感染後一〜三週間の潜伏期のあとに発熱、関節の痛みや腫れなどの症状で発病します。心臓の炎症をおこすことがあり、治療が不十分の場合、心内膜炎の後遺症として弁膜症がおこることがあります。

●防ぎ方・対処法

昔、溶連菌は衛生状態の悪いところで増殖しやすいと考えられていて、都会の下町のごみごみしたところとか、いわゆる発展途上国で溶連菌感染症がおこりやすいと思われていました。

わたしが医学生だったころ、臨床講義といって、実際の患者さんが講義室にこられて、学生は、患者さんの病状を目の当たりにしながら、教授の話を聴き、病気の勉強をするという講義がありました。今は、人権問題もありこのようなスタイルの講義はされないと思います。あるとき、臨床講義の時間に、教授が「この患者さんは東京の下町の生まれで……」と話しはじめるのです。この教授は循環器が専門でした。この一言で、(今日の話は溶連菌感染後の心臓弁膜症の講義だろう)と想像するのです。その後の教授の講義は、やはり、そのようにすすんでいくのでした。

今は、必ずしも衛生状態が悪いと溶連菌感染症にかかりやすくなるとは考えられていません。一〇年以上前、アメリカで溶連菌感染症の患者さんが増加してきたと話題になったことがあります。溶連菌もきれい好きになってきたのかもしれません。

●休園・休校

溶連菌の感染とわかりますと、一〇日間は抗生物質を飲み続けなければなりませんが、飲みはじめて丸一日たって、全身状態が悪くなければ、登校・登園はかまいません。

A群溶連菌咽頭炎はウイルスではなくて細菌による病気なのですが、溶血性連鎖球菌といって、菌が増えていくときにどんどん横につながって鎖のようになる細菌です。

さて、A群溶連菌咽頭炎はちょっとくせものです。なぜかというと、前にも少しふれましたが、この病気の後に、急性糸球体腎炎という腎臓病やリウマチ熱、心臓弁膜症をおこすことがあるからです。

のどの検査をしてみると、溶連菌マイナスとかプラスの結果がでますが、プラスの場合は、腎臓病やリウマチ熱、心臓弁膜症などをひきおこすことがありますので、一〇日間以上抗生物質の服用をする必要があります。たいてい抗生物質を使いますと、二～三日以内に熱が下がって元気になってきますから、学校や幼稚園に行くことはできます。ただ、薬だけは一〇日間服用しないと心配ですから、学校などへ行きながら薬を使うことになります。

国立感染症研究所のデータでは、A群溶連菌咽頭炎は、春だけでなく秋から冬にかけても多く、冬の終わりごろにも増加します。しぶといばい菌で、一年中暇なのでしょうか、発症する機会を狙っています。

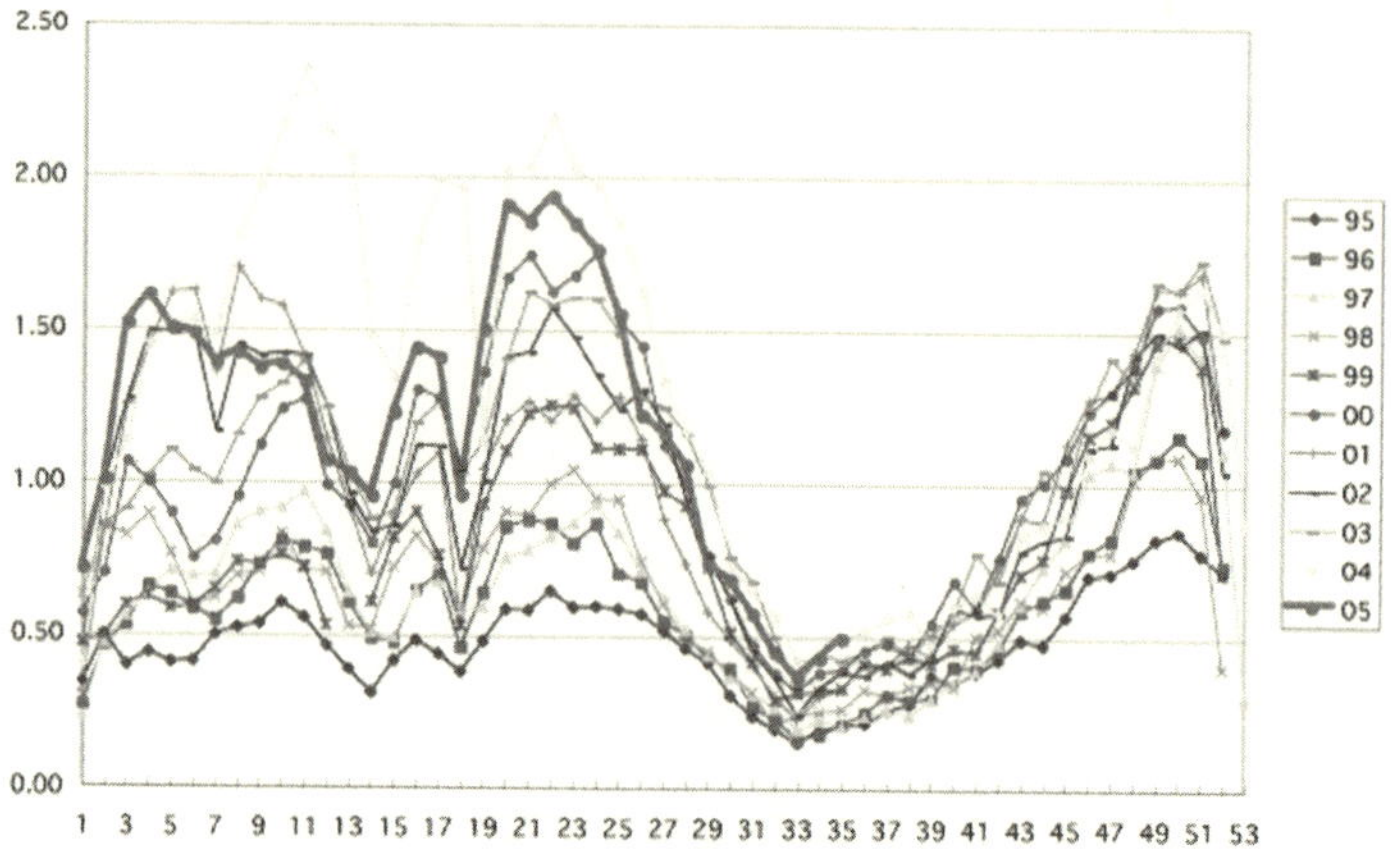

グラフ　A群溶連菌咽頭炎

溶連菌感染と尿検査

溶連菌感染がおきると、一定期間が過ぎた後、尿の検査を受けるようにと指示されることがあります。実際、多くの小児科の教科書にはそのように書いてあります。

しかし、A群β溶連菌の咽頭感染があった場合、何も抗生物質を使わなくても、急性糸球体腎炎がおきてしまうのは、せいぜい〇・一%どまりです。つまり、一〇〇〇人に一人も腎炎がおきないのです。抗生物質を使っていればその数はもっと少なくなります。また、溶連菌の感染があってから腎臓の症状がでてくるのには二週間とか三週間とか幅があります。ある時点での尿検査でうまい具合に血尿が見つかるとか、たんぱく尿が見つかるとかいうのは、大変まれなことです。

ですから、「二週間後に（あるいは三週間後に）尿の検査をしてみましょう」というのはあまり実用的とはいえません。もし、腎炎が始まりますと、尿が出にくくなって顔や身体がむくんできます。また、血尿といっておしっこが薄茶色になります。あるいは、高血圧がおきることがあり、そのために頭が痛くなったりします。家で観察していて、そういう症状に気がついてから病院にかかるのでも、決して手遅れにはなりません。

麻疹（通称　はしか）

はしかは、非常に感染力が強く、また肺炎、脳炎などの病気が合併しやすく、毎年死亡例の報告のあるこわい病気です。しかし、わが国の一歳児の麻疹ワクチン接種率は五〇％程度と低く、一方、はしかにかかる人の半数が二歳以下で、一歳にピークがあります。日本ははしかの輸出国という不名誉なレッテルを貼られてもいます。ワクチンの接種率を上げることが必要です。

この病気も、春から夏にかけてはやる病気です。

●原因

麻疹ウイルスの空気感染、飛沫感染、さらに接触感染によって感染し、発病します。

この一〇年来、全国的な大きな感染の流行はありませんが、地域的な小規模の流行は毎年みられます。そして、はしかにかかる人の九五％以上が麻疹ワクチン未接種者です。

●症状

はしかの潜伏期は八～一二日で、当初微熱と上気道症状がみられ、かぜのような症状です。この時期をカタル期あるいは急性期といいます。この時期に、ほっぺたの内側の粘膜にコプリック斑という、真ん中が白っぽく、まわりが赤い、直径一～二ミリ程度の粘膜疹がでる場合があります。全身に発疹のでる時期の一～二日前にではじめ、発疹がでてくると一～二日の間に消えてしまいます。短期間の間のことなので、うっかりすると見落とすかもしれません。しかし、コプリック斑ははしかの大事な特徴です。逆にいいますと、はしかかなと思った場合に、口の中をのぞいてみて、ほっぺたの内側の粘膜疹がみつかったら、まだ全身に発疹がでてこなくても、はしかだと考えていいということです。

その後、急に高熱となり、首のまわりから紅斑状の小発疹がではじめます。翌日には胸や背中、さらに腕、足と全身に広がります。風疹の発疹と比べると、すごみのあるやや暗い感じの発疹です。この時期を発疹期といいます。やがて徐々に熱が下がり、発疹も少しずつ赤みがうすらぎますが、すぐには消えないで、しばらくの間薄茶色の色素沈着として残ります。この時期を回復期といいます。

はしかにかかったときに、肺炎や脳炎、脳症という合併症をおこすことがあります。わたしが大学病院に在籍していたころ、小学生がはしかにかかりました。麻疹ワクチンを受ける機会はいくらでもあったはずですが、喘息の持病があったこともあり、それまでに受けていなくて、脳炎の合併症もおこして大学病院へ入院されましたが、わずか三日で亡くなってしまいました。ご両親のご心中を考えると、本当にお気の毒だったと思います。

このような体験もあり、わたしは母子手帳をみて予防接種をしていないお子さんを見つけますと、ぜひ受けられるようにとお勧めしています。そのように死亡につながることがある病気です。

●防ぎ方・対処法

はしかにかからないようにするには、前述したように、ワクチン（予防接種）を受けることが最良の方法です。はしかのワクチンは、高度弱毒株といい、はしかのウイルスを経代培養して強い毒性をおさえてしまった状態にしたものです。しかしウイルスとしての抗原性はもっていますので、注射した場合、人の身体は入ってきたワクチンをはしかのウイルスと考えて、免疫抗体をつくるのです。この場合の反応は、自然の状態ではしかにかかった場合とまったく同じです。つまり、ワクチンでできた免疫も、自然にはしかにかかった場合と同じで、一生効果が続くのです。

もしワクチンを受けていなくて、はしかの患者さんと接触があった場合は、発病してしまうものと覚悟を決めてください。それでもなんとかして発病することを防ぎたいと思ったら、患者さんと接触があってから丸三日以内にガンマグロブリンの注射を受ければ、発病しないか、発病しても軽い症状ですむかもしれません。

ガンマグロブリンというのは、健康な人の血清から取り出すもので、いろいろな病原体に対する免疫抗体の集まったものです。当然はしかに対する免疫抗体も含まれています。それによって、一時的にはしかの発病を防ぐのです。ただし、ワクチンとちがって、自分自身が免疫抗体をつくりだすものではないので、注射されたガンマグロブリンがだんだん分解されてなくなってきますと、またはしかにかかりやすい状態になってしまいます。ですから、ガンマグロブリンは一時しのぎの方法です。いつかはきちんとワクチンを受けなければなりません。

●休園・休校

熱が下がってから三日たてば、登園・登校は可能です。

日本は、ワクチンの接種率がとても低い国です。ユニセフ（国

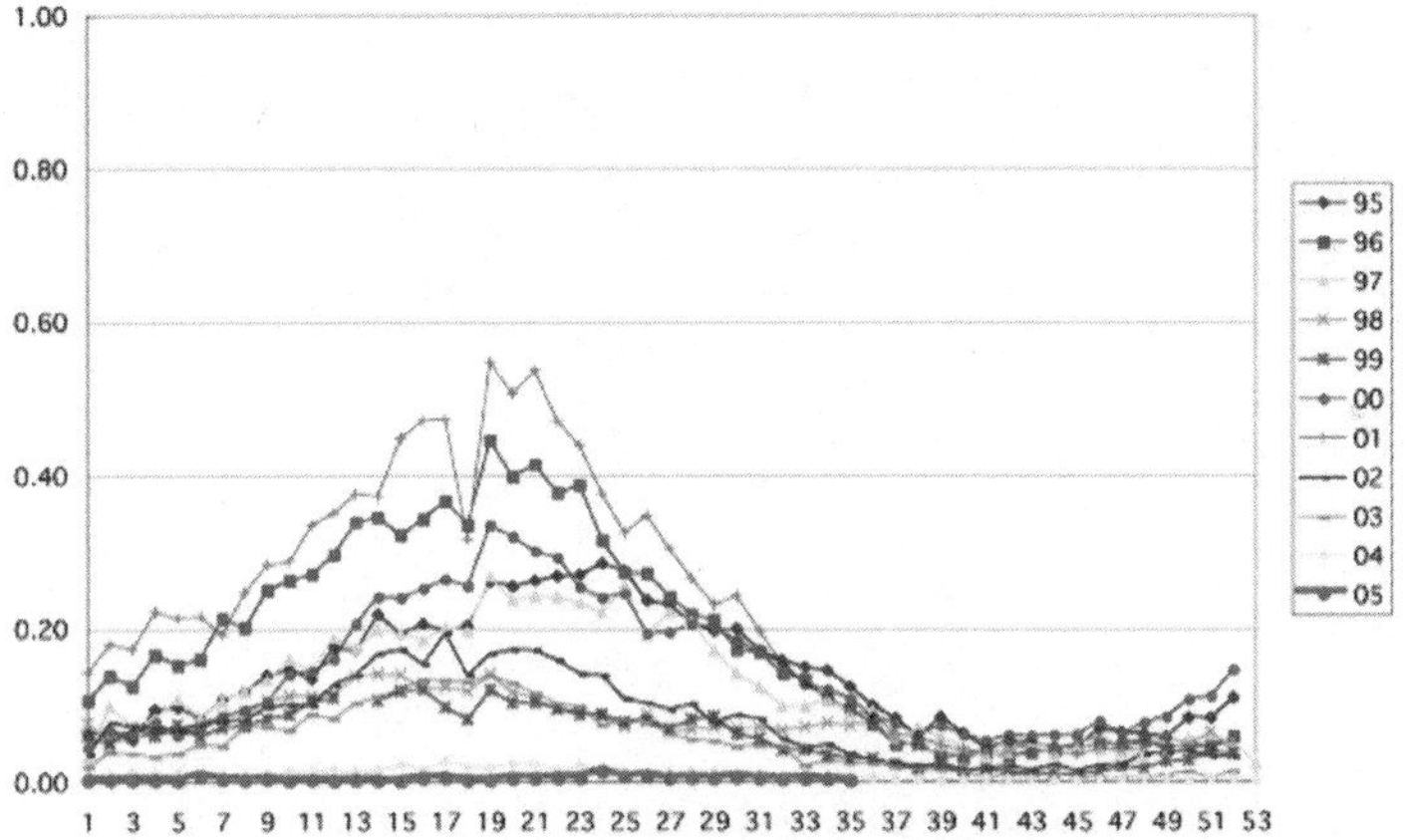

グラフ　麻疹

連児童基金）が『世界子ども白書』というのを毎年出しているのですが、この一〇年間で先進国も発展途上国も、三種混合のワクチンの接種率は右肩上がりです。しかし、日本のワクチン接種率は右肩下がりになっていて残念です。麻疹には、死亡に至るようなこわい後遺症があるのですが、主義としてわが子には接種しないという方もいるのです。そういう主義で、お子さんが死んでしまったらどうするのかなという思いがあります。麻疹は病状そのものも結構つらいものですから、できるだけワクチンを受けて、そういう悲劇がおこらないようにしてほしいと思います。

年間推移ですが、麻疹の場合はわりときれいなグラフになっていて、春に発症することが多いです。

赤ちゃんははしかにかからない？

よく、赤ちゃんははしかにかからないといわれます。これには、真実の部分と真実でない部分とがあります。

生まれる前の赤ちゃんとお母さんとは、へその緒という血管でつながっています。

へその緒を通してお母さんから赤ちゃんに栄養分や酸素などを送ります。その他にもいろいろな物質が赤ちゃんに伝えられますが、そのひとつがガンマグロブリンという免疫物質です。お母さんがいろいろな病気にかかると、その病原体に対する免疫がつき、免疫物質ができるのです。お母さんの身体のなかにあるガンマグロブリンは、そういういろいろな病気に対する免疫物質を全部ひっくるめたものなのです。

そのガンマグロブリンが、へその緒を通して赤ちゃんの身体のなかに入っていきます。生まれたばかりの赤ちゃんはお母さんと同じくらいの濃さのガンマグロブリンをもらっていますから、当座はいろいろな病気にかかりにくいのです。

しかし、これはずっと続くわけではありません。お母さんからもらったガンマグロブリンは、日とともに減っていき、およそ三週間で半分の濃さになってしまいます。三カ月もすると一六分の一にまで減ってしまいます。ガンマグロブリンが減っていけば、だんだん病気にかかりやすくなってしまいます。

もうひとつの問題は、お母さんがかかったことのない病気に対しては免疫はできませんので、免疫物質もできないということです。もしこれまでにお母さんがはしかにかかったことがなく、はしかのワクチンも受けたことがないとすれば、お母さんの身体のなかにははしかに対する免疫物質はありませんから、生まれたばかりの赤ちゃんでもはしかにかかる可能性があるということです。

流行性耳下腺炎（通称　おたふくかぜ）

英語名ではムンプス（mumps）といいます。耳下腺というのは唾液のでる腺ですが、そういう腺は、耳下腺、顎下腺、舌下腺と三カ所にあります。とくに耳の下の唾液腺が炎症をおこす病気です。この病気は、実はほとんど一年中流行っている病気です。秋口にこころもち減るかな、と感じる程度です。

●原因

ムンプスウイルスというウイルスの感染によって病気がおこります。

●症状

ウイルスの感染があってから一四～二一日の潜伏期を過ぎて、発熱、筋肉痛、頭痛、全身の倦怠感などがおこり、耳の下が腫れてきます。両側が腫れることもありますが、片側だけのこともあります。この腫れは、耳下腺という唾液腺の腫れです。顎下腺や舌下腺が腫れてくることもあります。腫れるのと同時に、痛みもおこります。

痛みは、とくに食べ物を食べるときに強くおこります。食べ物を食べるときは唾液がでますが、そのときに唾液腺が収縮して唾液を分泌します。このときに痛むのです。ですから、おたふくかぜにかかったお子さんは、何も食べたがらないのです。「いつもあんなに食べるのに、今日はどうしたの?」と言われたりしますが、食べると痛いから食べないのです。

アメリカの教科書には「レモンをかじると痛みます」と書いてあります。日本では、さしづめ、「梅干しをしゃぶると痛みます」でしょうか。しゃぶらなくても、梅干しのことを考えただけでも痛くなるかもしれません。

唾液腺ではなくて、耳の下のリンパ腺が腫れて、痛んで高い熱の症状がでることがあります。そのときに「ご飯を食べる?」と聞いて、「食べる」ということでしたら、おたふくかぜではなくてリンパ腺の病気を疑う必要があります。

ときに髄膜炎が合併症としておこることがあります。背骨のなかを通っている脊髄を包んでいる髄膜という膜にウイルスがついて、そこに炎症をおこしてしまうのです。頭痛、吐き気などの症状がおこります。たいていは軽症ですみ、後に何も後遺症を残しません。

思春期以後にかかると、睾丸炎、副睾丸炎、卵巣炎、膵炎などをおこすことがあります。

おたふくかぜは一回かかれば免疫ができますから、同じような症状がまたおきても、それはおたふくかぜではありません。片方だけ腫れても免疫ができますから、もう一度かかることはありません。ただ、反復性耳下腺炎という病気があり、それは何度も耳下腺の腫れがおき、見かけ上はおたふくかぜによく似ています。しかし、一度めはおたふくかぜかもしれませんが、後の症状はおたふくかぜではないでしょう。あるいは全部おたふくかぜではないかもしれません。そういうときには、少し期間が経ってから検査をしたほうがよいかと思います。

先日、お子さんがおたふくかぜだということで診察した後、そのお母さんが「わたしはまだおたふくかぜをやっていないのですが……」と診察にこられました。そのお母さんは妊娠初期でした。風疹とはちがってそんなに胎内感染がこわい病気ではないのですけれども、「もし、何かあったら……」と心配して相談にこられたわけです。「とりあえずの策としては、ガンマグロブリンを注射しておけば、しのげるかもしれません」と言いました。妊娠八週目くらいでしたが、そのあと何週間かすればあまり赤ちゃんへの危険はおこってきませんから、そのような提案をしました。しかし、その注射は一回三万円もするのです。「それは高い」とお母さんはびっくりされました。

「それでは抗体を調べましょう」ということでおたふくかぜの免疫抗体があるか

どうかを調べてみましたら、そのお母さんは十分抗体がついていました。つまり、すでにおたふくかぜのウイルス感染があって、発病はしなかったけれども、抗体はできていたのです。それで一件落着したのですが、ウイルス感染はかかっても症状がでないということもあります。おたふくかぜでそういうことがありますし、風疹などでも不顕性感染といって、発病しなくても自然感染していて抗体がついている場合があるのです。

●防ぎ方・対処法

流行性耳下腺炎も感染症ですから、患者さんと接触しないようにすることが大事です。とくに唾液腺が腫れはじめる二四時間前から唾液腺の腫れがひくまで、うつる可能性があります。腫れはじめる前からというと、ちょっと防ぐのが難しいと思います。

もっと確実に感染を防ぐには、ワクチンの接種を受けておくことです。おたふくかぜのワクチンも、高度弱毒化ウイルスですから、一度接種しておけばもうかかりません。かかってしまったら、なにより友だちにうつさないように気をつけることです。

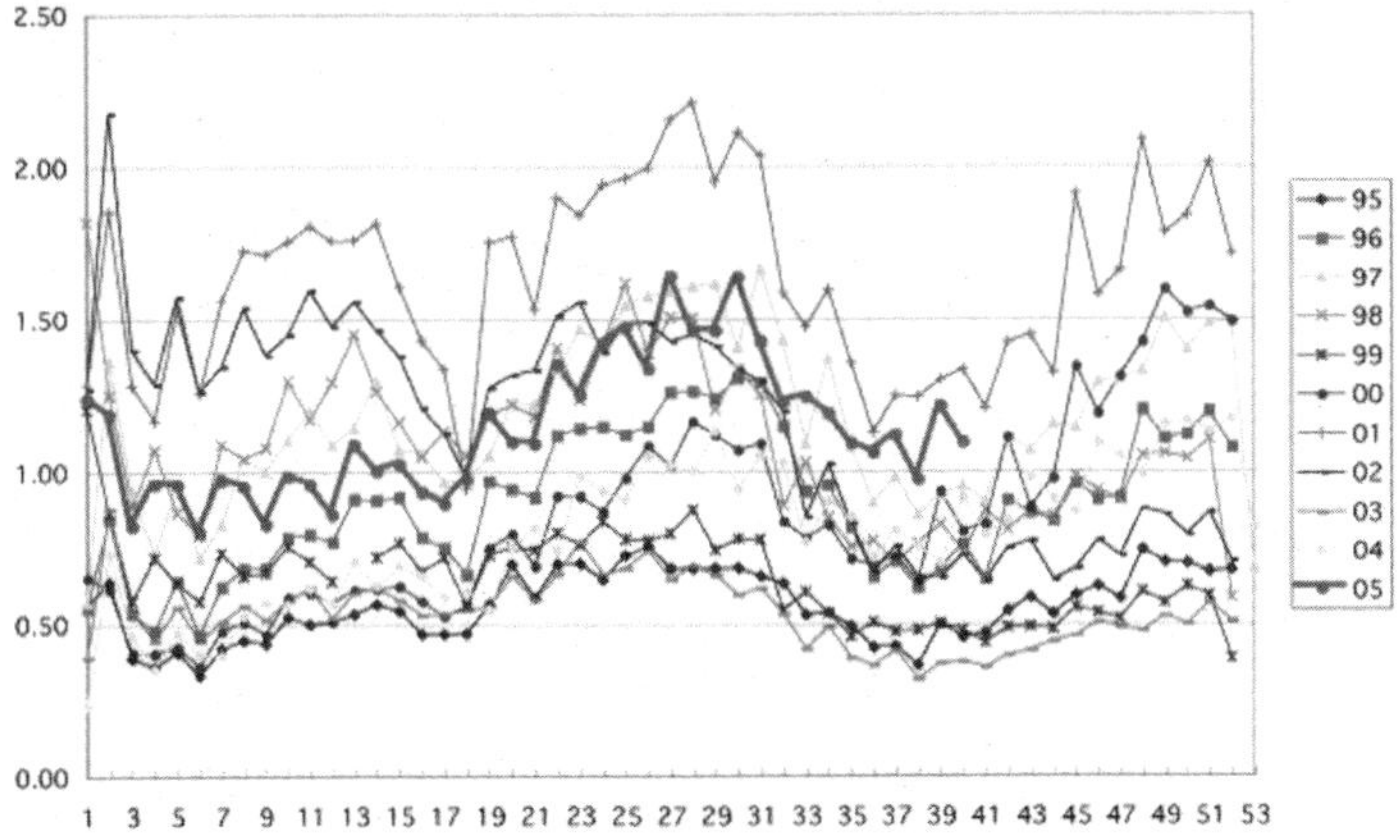

グラフ　流行性耳下腺炎

流行の状況グラフをみると、あまりはっきりしていなくて、年がら年中かかる病気となっています。おたふくかぜも予防接種がありますから、きちんと受けるといいと思います。

●休園・休校

耳下腺の腫れがなくなるまでは登園・登校できません。

耐性菌

今まである抗生物質が効いていた細菌が、その抗生物質を使っても効かなくなってしまったというとき、その抗生物質に対して耐性菌になってしまったといいます。細菌が抗生物質に対して耐性を獲得するには、さまざまな様式があります。

人も細菌も、生物というレベルでみれば、同じ地球上の生き物です。人が生きながらえようとするなら、細菌も同じです。細菌を殺そうとすれば、細菌は生き延びるための工夫をするのです。

ペニシリンの出現以来、多くの抗生物質が開発されてきましたが、実はこれは抗生物質と細菌との闘争の歴史なのです。ある菌に対して抗生物質をつくりますと、その抗生物質を分解するような酵素を菌がつくりだすわけです。新しく変身した菌ができるのです。それに対してまた新しい抗生物質を開発して、その菌に対抗します。それに対してまた菌が対抗してくるという具合です。

メチシリン耐性黄色ブドウ球菌、バンコマイシン耐性腸球菌、多剤耐性セラチア菌、多剤耐性緑膿菌など多くの耐性菌がみつかり、抗生物質が効かないために死亡する人もあとをたちません。

わたしの病院では、子どもに抗生物質の薬を使うときは、必ずどういう細菌がいるか、どういう薬が効く細菌か、ということを調べます。たとえば、とびひ（伝染性膿痂疹）の患者さんの場合、皮膚の炎症をおこした部分を綿棒でこすって、培養を行います。教科書などをみると、とびひにはゲンタマイシンという抗生物質を使うように書かれていることが多いのですが、この二年間、とびひの菌、おもに黄色ブドウ球菌という細菌ですが、これを調べてみましたら、ゲンタマイシンはあまり効かないということがわかりました。そして意外なことに、一九五〇年代にできたクロラムフェニコールという薬が黄色ブドウ球菌によく効くことがわかったのです。

何気なく抗生物質を使うお医者さんが多いのですが、細菌は何気なく強くなるのではなくて、生き延びるために必死で抵抗力をつけていくのです。抗生物質はできるだけ使わないのがいいと思います。

2

夏の病気

熱中症

熱中症というのは、高温の環境でおこる障害の総称で、そのなかに熱失神、熱疲労、熱けいれん、熱射病などがあります。日射病という言葉がありましたが、日射病というのは、強い直射日光を長時間身体にうけたためにおきる病気で、熱中症のなかの限られた状態です。

●原因

熱中症がおこるには、気温、湿度、風速、輻射熱（直射日光）などの要因とともに、環境条件や人の状態などの要因も加わります。環境条件には、室内の空調、戸外の風、日陰、最近の大都会にみられるヒートアイランド現象などがあります。

熱中症は、熱い夏、とくに平均最高気温の高い夏ほど多くおこります。

人の状態では、乳幼児や高齢者、体調、肥満、慢性疾患、服薬、脱水などの要因が、熱中症のおこり方を左右します。

山梨県で熱中症の研究をしている方のデータをみますと、六〇歳代以下の健常人の場合は、大部分、屋外または体育館内での作業や、運動中におこります。女性より男性のほうが多くかかります。

乳幼児では、自動車のなかに閉じこめられて熱中症がおこることがしばしばあります。乳幼児は、体温調節、とくに行動性体温調節が未熟なために熱中症にかかりやすいのです。自動車の車内は、密室空間で、クーラーが利かない場合など、とくに注意が必要です。犬などもハァハァと舌を出して体温調節をしていますが、そういう調節が乳幼児にはできないのです。

●症状

身体の中心部分の温度のことを核心温といいますが、核心温が三七度台までの場合は、頭痛、めまい、吐き気、嘔吐、脱力感など、熱疲労と熱失神の症状がみられます。三八度台では、労作性熱射病で著しい発汗がみられます。四〇度以上では、意識障害など、中枢機能異常による熱射病の症状がおこります。それぞれの核心温レベルで熱けいれんがおこります。

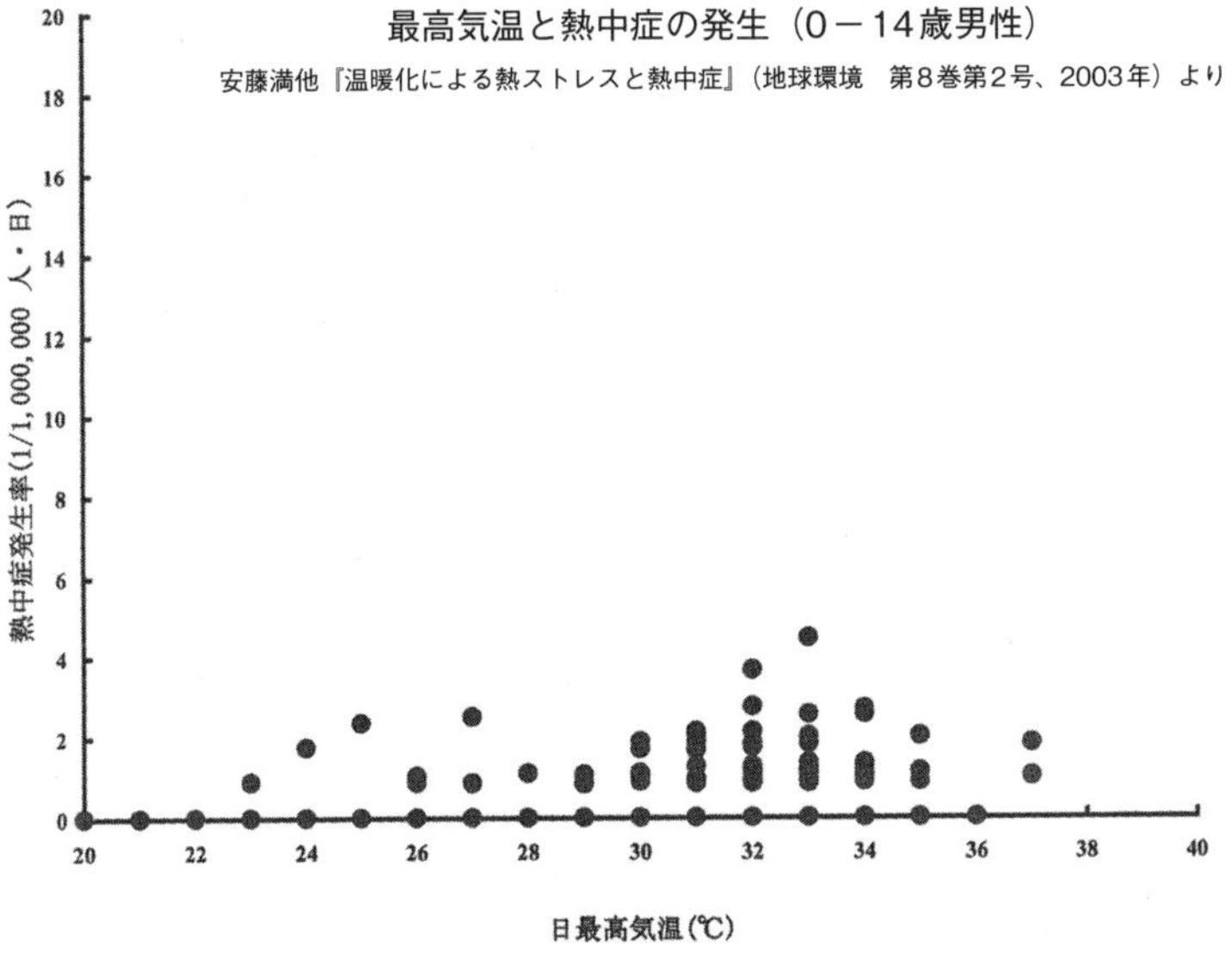

最高気温と熱中症の発生（0－14歳男性）
安藤満他『温暖化による熱ストレスと熱中症』（地球環境　第8巻第2号、2003年）より

●防ぎ方・対処法

対処の仕方ですが、熱中症の症状がおこったら輸液によって身体に水分と塩分の補給をし、体液の循環能力を高めることが大切です。核心温が高いときは輸液とともに身体の冷却を行います。氷水浴、扇風機による水分蒸発、氷パック、腹腔灌流、直腸灌流、胃食道灌流、体外循環法など、いろいろな方法をとって身体を冷やします。

グラフは、〇歳から一四歳までの子どもの熱中症の発生率ですが、横軸が気温です。二〇~四〇度になっていますが、三三・四度が一番熱中症のおこりやすい条件になっています。おとなでもそれほど変わりはありません。

食中毒

食物を食べることによっておきる急激な健康障害です。

●原因

病気の原因となる物質を含んだ食物を食べることによって、集団的に症状がおきることが多く、ふつうは患者さんからの二次的な発生がみられないものです。ほとんどが細菌性ですが、動植物の自然毒や食品に混入した化学物質による場合もあります。細菌性食中毒には、感染型と毒素型があります。感染というのは、菌そのものが増殖して症状をおこすものです。毒素型は、菌が毒素を出します。

感染型の原因菌にはサルモネラ、腸炎ビブリオ、エルシニア菌、大腸菌（細胞侵入型、毒素産生型）、O－157、緑膿菌、変形菌、シトロバクター、エンテロバクター、腸球菌などがあります。

毒素産生型の原因菌には黄色ブドウ球菌、ボツリヌス菌などがあります。

自然毒による食中毒には、毒キノコ、毒草などの植物性自然毒、フグや毒貝などの動物性自然毒があります。

●症状

急性胃腸炎（腹痛、吐き気、嘔吐、下痢）の症状に発熱などを伴います。ボツリヌス菌中毒は発病がゆっくりで、神経症状が目立ち、夏場の発病が多くみられます。黄色ブドウ球菌の食中毒の潜伏期は、一～四時間と短いのが特徴です。

●防ぎ方・対処法

食肉や鶏卵などの食品は十分に加熱してから食べるようにします。調理器具も、洗浄や加熱による消毒をしっかり行います。調理した後の食べ物は低温で保存します。冷蔵庫に入れておいても、時間がたつと細菌が繁殖してくることがありますので、長い時間保存していたものは、もう一度加熱するか廃棄しなければならないかもしれません。保因者がみつかったら、調理にかかわらないように気をつけます。

細菌感染によると思われる食中毒の症状が出たときは、感染した人を隔離し、その人の吐物や排泄物に触れないようにします。手洗いや手指の消毒などを念入りに行い、菌が広がらないように気をつけます。

冷房病

医学的には冷房病という言葉はなく、温度差による自律神経失調症というのがあたっているかもしれません。地球の温暖化によって、真夏日（一日の最高気温が三〇度以上になった日）の日数や熱帯夜（最低気温が二五度以上の日）の日数が年々増えてきています。

この暑さを乗り切るために、建物のなかも電車やバスのなかも、強い冷房が効かされているのが実情です。

●原因

冷房などのために外気の温度と室内の温度との差が大きくなると、体温を調節する機能がうまく働かなくなり、自律神経のコントロールがきかなくなり、筋肉、血管、末梢神経など、さまざまな身体の症状を訴えるようになります。

身体のなかの余った熱は、汗をかくなどして、身体の外に発散していくのですが、冷房がかかっていると、冷房の乾燥した冷気が皮膚の水分を奪い去り、皮膚の表面だけが冷やされ、身体のなかの熱は外に出られない状態になってしまいます。これが、自律神経のコントロールを乱す原因です。

冷房病はオフィスで働く女性、乳幼児、お年寄りに多くみられます。だいたい五度以上温度差があるところへ出入りしたときにそういう状態がおこるといわれています。日本では、一九六〇年代に入り、クーラーが普及するようになり、冷房病が増えてきました。

●症状

初めのうちは手や足の先の冷え程度ですが、だんだんと膝から下、腰から下と範囲が広がり、腕や肩のまわり、背中と冷え性の部分が広がっていきます。やがて、夏でも暖房が必要と感じるほどになるまで、症状が強くなります。肩こり、関節痛、全身倦怠感、頭痛、食欲不振、神経痛、下痢、不眠などの症状もおこってきます。

さらに症状が強くなると、おとなですと便秘、生理痛、月経困難、生理不順、貧血、血圧の変動などがおこってきます。

●防ぎ方・対処法

なによりも大事なことは、冷房の温度を極端に下げないことです。人が急激な温度の変化に対応できるのは五度以内といわれます。外気が三五度なら冷房温度は下げても三〇度まで、外気が三七度なら三二度までです。近ごろ、クールビズという言葉がはやり、二九度にしましょうというキャンペーンが行われていますが、機械的に二九度にすることではなく、外気温が高ければ、室温も高めになるということです。温度差の激しいところへの頻繁な出入りは、体温調節機能を低下させます。

もし、冷房病にかかったかなと思ったら、治療方法は、身体をあたためる、血行をよくするために軽い運動をしたり、あたたかめの風呂にゆっくりつかったりすることです。なにより冷房の温度設定を極端に低くしないように気をつける必要があります。

おとなの場合、職場などで、上司が暑がりだったりするとなかなか難しい問題になります。なかなか冷房のことが言いだしにくいということもあります。最近は夕バコなどについては嫌煙権という言葉があるくらいに変わってきましたが、こういった冷房などの場合はまだまだ難しいかと思います。

脱水症

身体から水分が失われて体調が悪くなった状態を脱水症といいます。実際には、水分だけでなく、塩分（主としてナトリウム）も一緒に失われていきます。失われていくルートは、消化管（下痢や嘔吐）、皮膚（汗）、呼吸を通して（呼気）など、いろいろです。

●原因

脱水症というのはいろいろな条件でおこります。冬場の重症の下痢症などや炎天下で水分をとらずに運動をした場合に最もおきやすいのですが、身体のなかの水分がどんどん失われる場合におきます。子どもはおとなと比べると、身体のなかで水分の占める比率が大きいので、水分を十分にとれなかったり、失われる水分量が多いと容易に脱水症がおこります。夏場の炎天下の運動などでも高温のため汗の量が増え、脱水がおこりやすくなります。また、旅先で暑い車のなかにずっといる場合も注意が必要です。そして、急性胃腸炎などで下痢や嘔吐が続く場合などにも、脱水症がおこりやすくなります。

図に体重にしめる水分（体液）の割合が示されていますが、生まれたばかりの赤ちゃんは身体全体の八〇％が水分です。三キロのお子さんですと二・四キロが水分ということになります。そのなかでも細胞のなかにある水分、白血球や赤血球など細胞の組織のなかの水分を細胞内水分といいますが、それが四〇％、血液などの成分である細胞外水分が四〇％とほぼ同じです。ゼロ歳児の場合は身体全体の水分は七〇％で、細胞外水分が三〇％となり一〇％減ります。また、一歳代の幼児から成人までの身体全体の水分は六〇％で、細胞外水分が二〇％となります。

脱水がおこるときは、最初に細胞外の水分がなくなっていきます。もちろん子どもの場合は水分をどんどんとらないと脱水症になるのですが、子どもとおとなとを比べた場合、おとなのほうが細胞外の水分が少ないので、より体力がいるわけです。

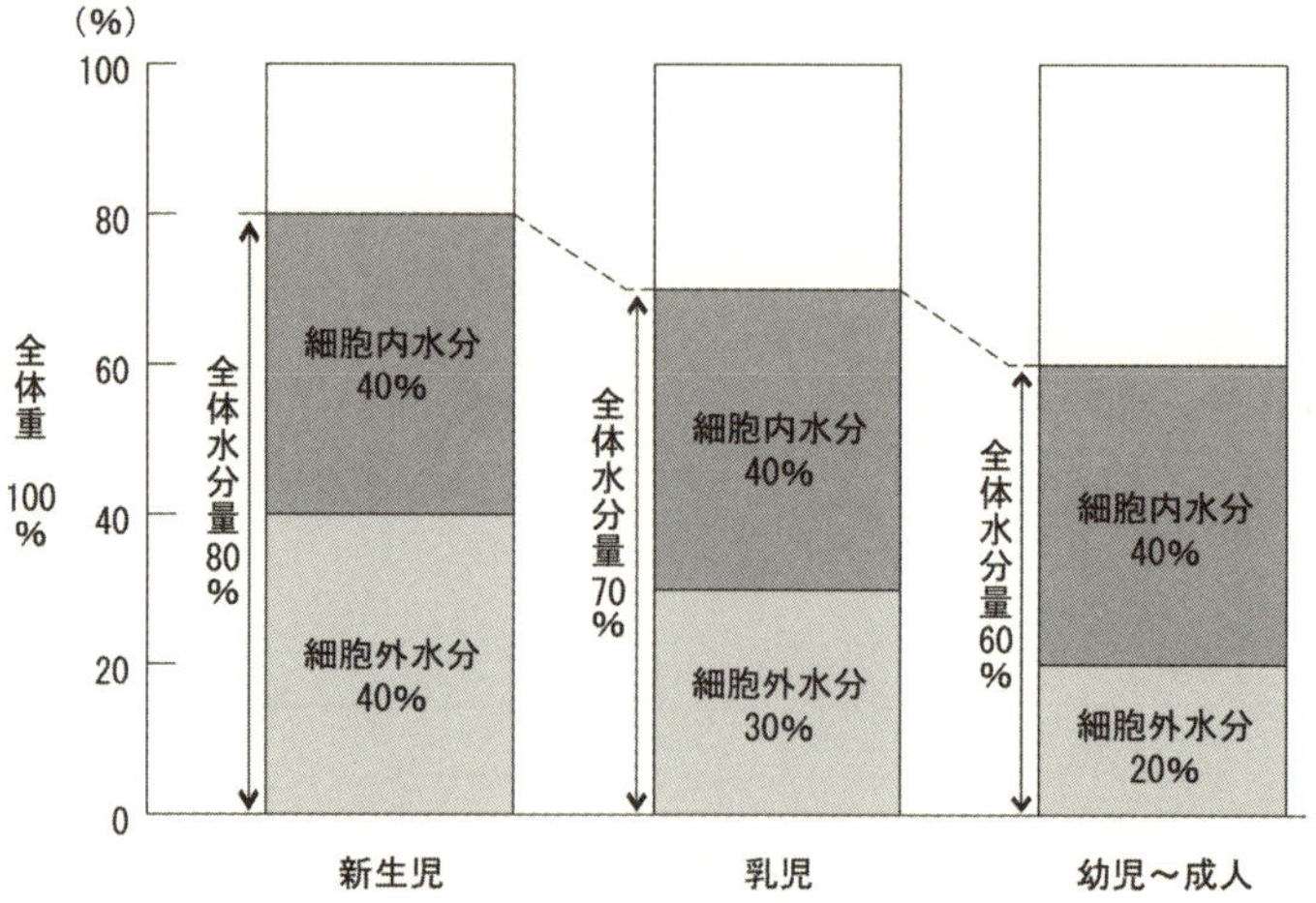

体重に占める水分の割合

脱水の程度を、軽症、中等症、重症と分けて治療の目安とすることが多いのですが、その程度の分け方として、体重の減り具合をみる方法があります。手軽な方法ですのでよく用いられます。その方法ですと、子どもの場合、軽症の脱水症というのはそれまでの体重の五%くらいが減った場合をいいます。一〇%までを中等症、一〇%以上を重症とします。ところが、おとなは体重の三%くらい減った場合を軽症の脱水症、六%くらい減った場合を中等症とします。つまり、おとなのほうが子どもと比べて少しの体重の減少で脱水の程度が強くなってしまうということです。

脱水症には、実は前述したような、程度にとって分ける分け方と、失われる水分と塩分のバランスによって二種類に分ける方法があります。水分がおもに失われていく(体液の塩分が濃くなる)タイプの脱水症を高張性脱水症といい、塩分(主としてナトリウム)がおもに失われていく(体液の塩分がうすくなる)タイプの脱水症を低張性脱水症といいます。

●症状

脱水をおこしやすい条件として、胃腸炎などにかかっていて、下痢で便の回数が多いとか嘔吐をくり返す場合、夏の暑さや運動などのために汗をたくさんかいた場合、食事や水分のとり方が少ない場合などがありますから、そのような場合には気をつけてようすをみていることが大事です。

実際におきる脱水症の症状は、高張性脱水症の場合と低張性脱水症の場合とでは少しちがいます。高張性脱水症の場合は、のどの乾きが強く、尿の出が悪くなります。倦怠感はさほどなく、重症化しても吐いたり、けいれんがおきたりすることはあまりありません。

一方、低張性脱水症の場合は、のどの乾きは強くなく、尿の出方もふつうです。しかし、倦怠感は強くなり、重症化すると吐いたり、けいれんをおこすなどの症状がでやすくなります。

●防ぎ方・対処法

脱水症を防ぐには、第一に十分な量の水分と塩分を補給することです。いつも手の届くところに飲み物を置いておきます。外出するときはペットボトルなどに入った飲料水を携帯します。口からとれない場合は、かかりつけの診療所に行き、点滴が必要になります。

第二に、脱水症のおこりにくい環境にすることです。涼しい、風通しのよい状態に保つよう気をつけましょう。通気性のよい服装や、外出時には帽子をかぶるなどの対策が大事です。

脱水症になってしまった場合は、何といっても輸液療法を行う必要があります。この場合も、かかりつけ医で、症状に合った内容の点滴液を補給してもらいます。

スポーツの練習などのときも、こまめに水分、塩分の補給を行うことが大事です。昔は、根性を鍛えるのだといって、真夏の太陽のカンカン照りのなかで、水も飲まずに走り回って練習をするのが当たり前でした。ずいぶん考え方が変わってきたものです。

夏かぜ

夏かぜという言葉は、わかっているようで実はわかっていない言葉です。

一般的には、かぜというのは、鼻とかのどにウイルスや細菌がついて、熱が出たり、鼻水や咳、のどの痛みなどの症状がおこってくる病気で、原因となるのは、ウイルスだけでも何百種類もあるのです。そのうちの多くは気温が低くて空気が乾燥した状態のほうが好きで、冬場にかかりやすいのですが、なかには夏でも活発に活動するウイルスがいて、夏場にかぜをおこしてしまうことがあるのです。そのような夏場にかかってしまうかぜを夏かぜといいます。

●原因

夏場が好きなウイルスには、エンテロウイルスやアデノウイルスなどがあります。夏は暑さなどのせいで体力が落ちているうえに、冷房のかけっぱなしや寝冷えなどが夏かぜをまねきます。

●症状

これらのウイルスは鼻やのど、咳などの症状もおこしますが、下痢や腹痛などのお腹の症状もおこすことがあります。

●防ぎ方・対処法

夏場にかかるから夏かぜといっていると思いますが、冬場にかかるかぜと若干ウイルスがちがいます。お母さんたちは「うちの子はしょっちゅうかぜをひきますが」と心配されますが、人は平均的には年に七～八回はかぜをひくといいます。

ヘルパンギーナ

発熱と、のどの奥の粘膜にできる口内炎が特徴です。夏場にはやる、いわゆる夏かぜの代表的な病気です。六月半ばごろから八月半ばごろまで、ほとんど毎年同じ時期に流行のピークがみられます。

●原因

原因はおもにA群コクサッキーウイルスの感染によりますが、B群コクサッキーウイルス、エコーウイルスなども関与することがあります。

流行の状況グラフでみるように、毎年五月ごろから患者さんが増えはじめ、七〜八月がピークとなり、九〜一〇月にほとんどなくなります。夏以外の季節ではあまりみられません。かかる年齢は、ほとんどが四歳以下で、一歳代にもっとも多くみられます。感染経路は糞口感染と飛沫感染です。

●症状

感染後二〜四日の潜伏期の後、突然、高熱がでて一〜四日くらい続きます。口蓋垂（通称、のどちんこ）やその両脇、上顎の奥に直径数ミリの小さな水疱状の口内炎ができます。痛みを伴うことがあり、そのために不機嫌、食がすすまないなどの症状がおきることがあります。抗生物質はききませんし、特効薬はないので対処療法を行いながら、自然治癒を待ちます。

単純ヘルペスでも口内炎ができますが、この場合、口のなかのどこにもできて、歯茎が腫れたり、唇のまわりにもできます。単純ヘルペスのウイルスは身体のなかに潜んでいて何回も何回もできます。

●防ぎ方・対処法

よい予防法はありませんが、患者さんとの接触をできるだけ避けることや、はやっているときにはうがいや手洗いをしっかりと行うことです。発病してしまったら、積極的な治療法はなく、発熱、頭痛、のどの痛みなどの症状がでたら、熱さまし、痛み止めなどの薬を適宜使うことになります。

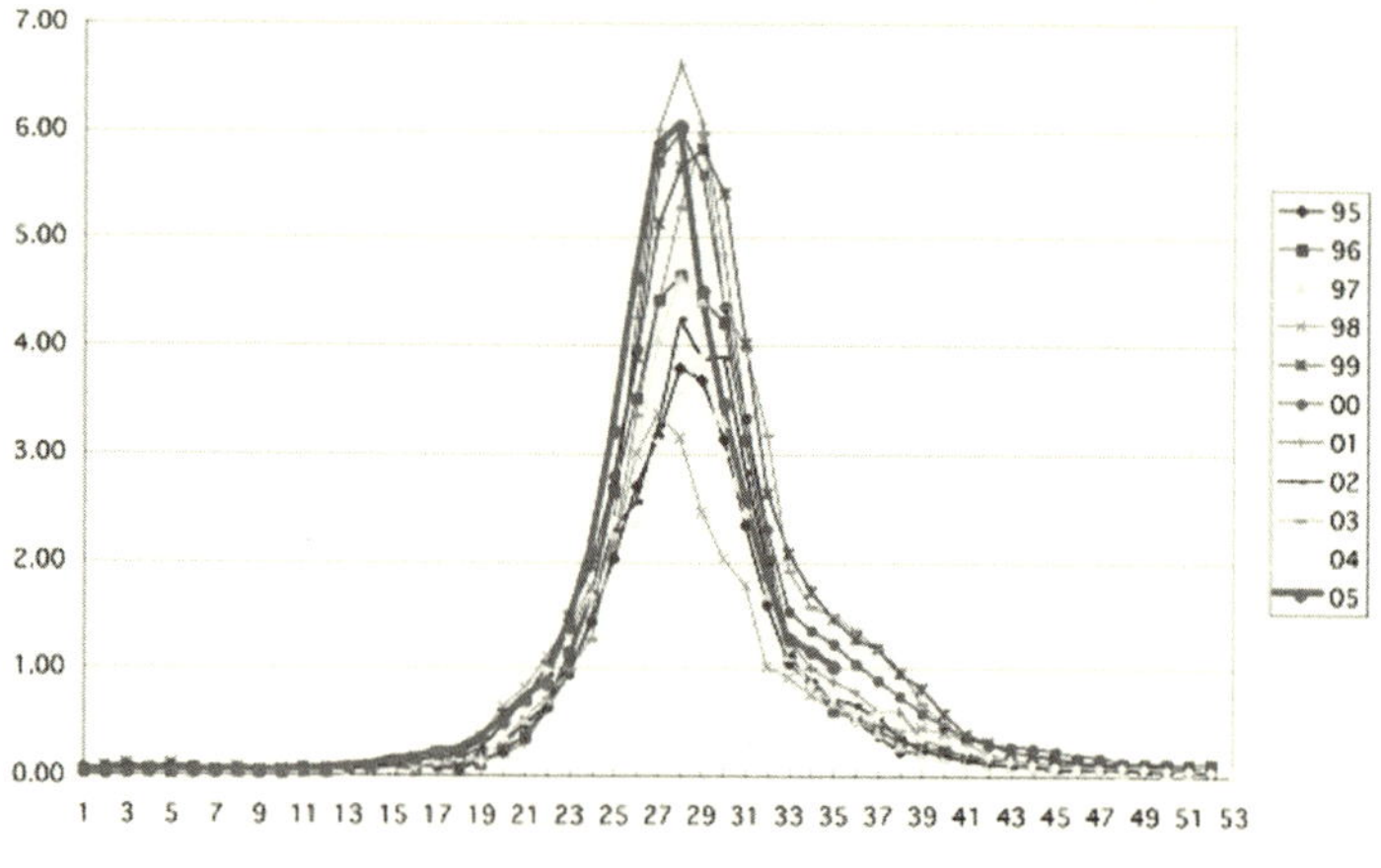

グラフ　ヘルパンギーナ

●休園・休校

熱がある期間、また口内炎のために食事がとれない期間は出席停止ですが、症状が改善すれば可能です。ヘルパンギーナのウイルスは、症状がすっかりとれた後も、便から排泄されることがあるので、登校・登園停止をしても、流行を防ぐ有効な手だてにはなりません。

ばい菌（細菌とウイルス）と抗生物質

ばい菌という言葉は、バイキンマンという言葉が流行しているのをみてもわかりますように、世間で一般的に使われている言葉です。しかし、医学的には大変あいまいな言葉です。わたしも診察中によく「ばい菌を殺す薬を使いましょう」などと患者さんにお話しするのですが、あいまいな言葉でよくないな、と感じながらお話ししています。

ばい菌とは、ウイルスや細菌など、病原微生物全体をひっくるめて指す言葉と理解していただきたいのですが、そのなかでもウイルスと細菌は、ばい菌界の両横綱です。

　つまり、感染によっておきる病気の大半はウイルスか細菌かによっておきるのです。たとえばのどにばい菌がついて咽頭炎をおこすことがありますが、いろいろなウイルスで咽頭炎がおきますし、またいろいろな細菌で咽頭炎がおきます。咽頭炎の症状やのどの所見などだけでは、ウイルスか細菌かの区別がつかないことが多いのです。

　しかし、ここで大変困ったことがおきます。どういう薬を使ったら早くこの咽頭炎を治せるかということなのですが、細菌なら、抗生物質を使えば菌を殺すことができますから、抗生物質を飲んでいただければよいのですが、ウイルスですと、抗生物質が効きませんから抗生物質を飲んでいただいても無駄なことです。まあ、無駄でも、使っておけば安心だからいいでしょう、という考え方の人もいるかもしれません。

　今日本には、ペニシリン耐性黄色ブドウ球菌とか、ペニシリン耐性肺炎球菌とかのように、抗生物質を使っても死なない細菌が増えています。その理由は、これまでの何十年かの間の抗生物質の使い過ぎで、抗生物質に抵抗力をもった細菌がどんどん増えてきてしまったからです。

「まあ、無駄でも、使っておけば安心」というふうにして使っている間に、抵抗勢力がどんどん増えてしまったのです。今からでも遅くはないので、使わないでも済むのなら使わないというように、切り替えていくことが大切だと思います。

それでは、なぜ細菌には抗生物質が効いて、ウイルスには抗生物質が効かないのでしょう。細菌というのは、細胞の形をしています。昔、理科の実験でゾウリムシというのを顕微鏡でのぞいてみたことがあるでしょう。細菌というのはあのゾウリムシに似ています。細菌はまわりを細胞膜という膜が取り囲み、そのまわりをさらに細胞壁という壁が取り囲んでいます。たいていの抗生物質は、この細胞壁を破壊することによって細菌を殺してしまうのです。

一方、ウイルスの基本的な構造はDNAとかRNAとかいう核酸です。細胞膜も細胞壁もありません。ですから抗生物質の効きようがないのです。

咽頭炎の患者さんを、診察しただけでは、細菌性かウイルス性かがわからないことが多いのですが、ある検査をすると、ある程度区別することができます。それは、ちょっと痛いですけれど、患者さんの腕から血をとって、白血球の数や種類を調べること、CRPという炎症の程度を示す血液のなかのたんぱく質の量を調べることです。細菌感染のときは、たいてい白血球の数も、CRPの量も増えます。それによって、抗生物質を使ってもよさそうか、使わないほうがよさそうかが、ある程度決められます。

もうひとつ、できれば抗生物質を使うときには、細菌の検査をしておきたいのです。のどか鼻の奥を綿棒でこすって、培地に塗り付けて培養するのです。細菌の種類、使った抗生物質が合っていたかどうかを調べておくのです。

手足口病

もともと、英語の病名のHand, foot and mouth diseaseをそのまま日本語に訳したものが病名です。真夏に流行のみられる病気です。

●原因

コサッキーウイルスA16、エンテロウイルス71など、いくつかのウイルスが原因になっていて、それらのウイルスの感染でおこります。したがって、一回かかっても、またちがうウイルスによって手足口病がでることがあります。感染経路としては、飛沫、経口、接触とさまざまです。ウイルスが身体に入ってきてから症状がでるまで（潜伏期）は三〜四日です。病気がすっかり治っても、三〜四週間たっても便から手足口病のウイルスのでることがあるようです。

●症状

名前のとおり、手のひらや足のうらに水をもっている小さなもりあがった発疹ができ、口のなかに口内炎ができます。ときには膝がしらやお尻にも、もりあがった小さな発疹の集まりがみられることがあります。そのような場合、わたしは「手足口ひざしり病ですね」などといいます。お母さんがたは、「?・」と、疑わしそうな顔をされます。もちろん正式には「手足口病」です。

たいていの場合、発疹がでるだけで、痛みもかゆみもなく、何も治療をする必要がありません。口内炎が多少痛んで食がすすまなくなることはあります。熱がでることもありますが、高熱にはならず、解熱薬のお世話になることはめったにありません。下痢になることもありますが、これも軽症で、下痢止めを使うようなことはまずありません。

手足口病にかかっている最中に重い神経症状をおこしたという報告がありましたが、手足口病に関連するものかという因果関係はわかっていません。

●防ぎ方・対処法

病気そのものには特効薬はなく、対症療法を行います。感染ルートが飛沫、経口、接触とさまざまなので、患者さんの糞便の取

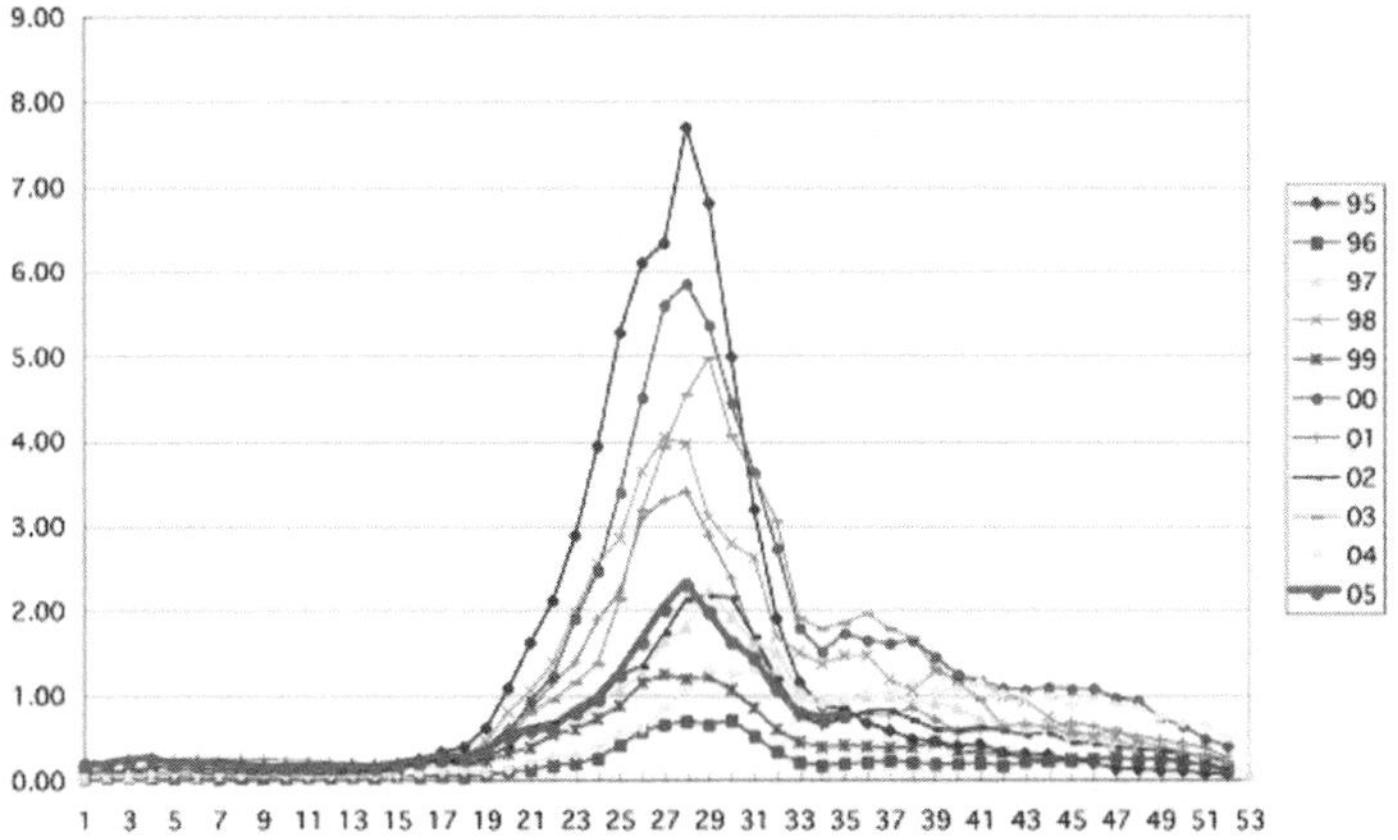

グラフ　手足口病

り扱いに注意する、手洗いを念入りに行うなど、周囲にウイルスを拡散しないように気をつけます。

●休園・休校

ヘルパンギーナと同じで、熱がある期間、また口内炎や口のなかの潰瘍のため食事がとれない期間は出席停止ですが、症状が改善すれば可能です。

流行性角結膜炎

眼科学の教科書によっては、流行性角結膜炎と咽頭結膜熱を別々の疾患として扱っていますが、咽頭結膜熱も広い意味では角結膜炎に含めてもよいかと思いますので、ここでは一緒に扱うことにします。夏の病気としていますが、秋から冬にかけて若干減るものの、ほとんど一年中みられます。

●原因

角膜炎、結膜炎をおこすウイルスにはアデノウイルス3型、4型、7型、8型、11型、19型、37型などがあります。流行性角結膜炎の患者さんとの接触によって、あるいはウイルスの付着したタオルや洗面器具などにふれて感染します。せまい意味での流行性角結膜炎はアデノウイルス8型でおきることが多く、咽頭結膜熱はアデノウイルス3型でおきることが多いようです。

●症状

アデノウイルス3型による咽頭結膜熱は、プールでの感染もみられることから、プール熱とも呼ばれます。四日程度の潜伏期ののち、発熱、のどの痛み、結膜充血、頭痛などがおこります。扁桃に白い膿のようなもの（膿栓）がついていることが多く、綿棒でこすって迅速診断ができます。六月ごろから増えはじめ、七〜八月が流行のピークです。

アデノウイルス8型による角結膜炎は、感染後四〜六日の潜伏期間をおいて、突然、白眼全体がまっ赤に充血し、目やにや涙がでます。朝起きたときに、目やにで目が開かないほどにもなります。感染力が強いので、両眼とも症状がでます。

乳児では、まぶたの裏の結膜に、偽膜という白い膜ができて、目玉との癒着がおきることがあります。

●防ぎ方・対処法

発病した場合、特別の治療薬はありません。対症療法で抗炎症薬の点眼を行います。角膜に濁りがみられるようになったら、ステロイド薬の点眼を行います。できるだけ患者さんや患者さんの衣服などへの接触を避け、接触したら手洗いをしっかり行います。

●休園・休校

医師の判断で感染の恐れがないと認められれば登園・登校できます。

あせも

難しい言葉でいいますと、汗疹といいます。

●原因

人の皮膚には二〇〇万から四〇〇万の汗の出る腺（汗腺）があり、暑いときにはここから汗を出して体温を調節しています。つまり、水分が蒸発するときに、気化熱といって、まわりから熱を奪うのですが、この働きで体温を下げるのです。

病気で熱が上がったときに熱さましの薬を使いますが、この熱さましも、実は脳の発熱を調節している中枢に働いて汗腺を広げ、汗を出させることによって体温を下げるのです。

汗腺でできた汗は、汗管という管を通って汗の出口（汗孔）から皮膚の表面に出てくるのですが、この汗孔がほこりや垢《あか》でふさがれて、汗が皮膚の表面に出られなくなると、あせもができてしまいます。気温が高く、湿度も高い夏場に多くみられます。乳幼児や肥満の人に多いのも特徴のひとつです。調理師の人など、高温多湿の環境で働いている人たちは、季節に関係なくあせもができてしまいます。

●症状

髪の生え際や膝や肘の内側、首筋など、皮膚や毛がこすれる部分によくできます。胸や背中全体にできることもあります。

実は、あせもにも何種類かあります。一番多くみられるのは赤いあせも（紅色汗疹）です。乳幼児やアトピー性皮膚炎のある小児、肥満で汗をかきやすい人などによくみられます。粟つぶくらいの大きさから米つぶの半分くらいの大きさの、水分を含んだ紅色のぶつぶつが急にでて、熱感、かゆみがあります。赤ちゃんの頭や顔にたくさんできたときに、こすったりひっかいたりしますので、菌がついて二次感染をおこし、汗孔の周囲に小さな膿瘍ができます。「あせものより」と呼ばれます。

白いあせもと呼ばれるあせもがあります。皮膚の浅い部分の汗管がつまり、そこに汗がたまったもので、直径一～二ミリの透明な水疱が密集した状態にみえます。胸、背中、顔、手足など広い範囲にできます。赤いあせものようなかゆみはありません。

●防ぎ方・対処法

なによりも大事なことは、汗対策と汚れ対策です。汗をかいたら、こまめに濡れタオルで汗をふきとります。あるいはシャワーをあびて汗を流します。汗は、必ずしも目に見えてだらだらと肌の上を流れるとはかぎりません。皮膚面から直接蒸発していく汗は、目にみえませんから、汗が流れているのが見えなくても油断はできません。

入浴するときには、石けんを使って、汗をかきやすい部分を丹念に洗います。

部屋は涼しい環境にすることがよいのですが、涼しすぎると、逆に冷房病のようなことがおこりますので、長時間、低温にしないように気をつけることも必要です。

昔は、ベビーパウダーという粉末状のものを肌にぬったものですが、今はあまりベビーパウダーをお勧めしません。ベビーパウダーは、くびれの部分にたまったり、汗とまじって皮膚にくっつき、皮膚に炎症がおこりやすくなってしまいます。

赤いあせものように、かゆいとついかいてしまいます。しかし、かくとさらにかゆみが広がることがあります。そのうちに皮膚が傷つき、そこにいろいろな菌やウイルスが侵入することになります。とくに夏場は、ブドウ球菌がついてとびひ（伝染性膿痂疹）になってしまうことが多いです。

虫刺され症

ある皮膚の症状が虫刺されによるものかどうかは、意外に判断が難しいことがあります。

たいていの場合、赤く小さく盛り上がった発疹がみられますが、発疹のでる場所が衣服からはみでている露出部であることが多く、また、左右非対称的な発疹の出方をしています。よく見ると、発疹のまん中にいかにも虫が刺したような刺し跡が見つかることが多いのです。もちろん、かゆくてひっかいたり、何か薬を使ったためにもともとの症状が変わってしまっていることもあります。たいていかゆみと痛みを伴います。

●原因

さまざまな昆虫が虫刺されの原因になります。

昆虫の生息には、それぞれに環境要因があります。周囲に樹木や草地があり、適度に水分もあれば、カやドクガなどが住んでいるかもしれません。犬や猫などのペットを飼っていれば、ノミや疥癬《かいせん》虫などがついているでしょう。家のなかにネズミなどが出没するような場合にはイエダニをつけてくるかもしれません。庭先の樹木や軒下などにハチの巣があれば、ハチに刺される危険性があります。

日本には七〇種類以上のカがいるといいます。カのなかでも刺して吸血するのは、メスだけです。血を吸うときに出す唾液のなかにヒスタミンなどが含まれ、かゆみや腫れをおこします。人によって、刺したあとが大きな腫れになることがあります。かゆくてかゆくてたまらなくてぼりぼりかくと、皮膚を傷つけて、そこにブドウ球菌などがつくと、とびひになってしまうことがあります。

ハチでは、ミツバチ、スズメバチ、アシナガバチなどに気をつけなければなりません。ハチ毒で死亡することもあるからです。とくに職業的には、営林省関係の人など、森のなかで仕事をしている人が刺されます。また、ときどき、洗濯物のなかにハチが入っていて、シャツに手を通そうとしたらチクッと刺されたということもあります。

スズメバチやミツバチは社会生活を営んでいて、そこにうっかり人が入り込んで、結果として縄張りを荒らしてしまうことになった場合に、怒ったハチに攻撃されてしまうのです。

シラミには、コロモジラミ、アタマジラミ、ケジラミなどがあります。コロモジラミは、体長が三〜四ミリで、肌着の縫い目に住みつきます。アタマジラミは、やはり体長が三〜四ミリで、髪の毛に住みつき、毛髪に卵をうみつけます。ケジラミは、前の二者より小柄で、体長は一〜二ミリくらいです。成人の陰毛や腹部、大腿部の有毛部に住みます。

私たちが子どものころにはシラミがついたりして、アメリカの進駐軍がＤＤＴという殺虫剤をかけて退治したこともあります。最近は、アタマジラミの集団発生がときどき報告されます。二〇年ほど前、私は家族でアメリカにいたことがあるのですが、学校から子どもがアタマジラミをもらってきました。そのクラスの子のほとんどに発生して、学校長は女性だったのですが、毎朝学校の前にヘラのようなものをもって立っていて、子どもたちにケジラミがいるかどうか調べていました。アメリカでもそういうことがあるのかと感心（?）しておりましたが、ちょうどそのころ、日本でも広島県でアタマジラミの集団発生がおきたというニュースを聞きました。

疥癬《かいせん》は、疥癬虫（ヒゼンダニ）によってひきおこされます。虫が皮膚を刺して、なかにもぐりこみ、かゆみがおこります。おとなにも子どもにもみられますが、やっかいな病気です。

●防ぎ方・対処法

大都会のように、極端に自然の環境が乏しくなっているところでは、自然界に生息する昆虫などが住みにくくなります。もともと生物は、棲み分けといって異なった種どうしがお互いの領分を侵さないようにして平和共存しているのですが、このバランスがくずれると、ある種が絶滅したり、異常発生をして周囲に被害をもたらすなど、環境にも大きな影響をおよぼすようになります。

最近、地域的に、ハチの大量発生がみられるといわれ、ハチ刺されの被害も跡をたちません。

造林業や造園業などの人がハチに刺されてショック死することはめずらしいことではなく、刺されたらすぐに対処しなければならないのですが、山のなかなどでは、救急で病院にかかるといっても、何十分も時間がかかってしまいます。幸い、数年前からハチアレルギーの人が携帯できる自己注射器が使えるようになりました。この注射器にはエピネフリンという抗ショック薬が入っていて、ハチに刺されたら、ただちに自分で注射するのです。注射したあとで、できるだけ早く最寄りの医療機関に受診し、その後の治療を受けます。刺されたあとの最初の数十分間が生死を分けることがありますので、この携帯注射器は命綱となります。小児用のものも開発されましたし、ハチアレルギーだけでなく、食べ物で重症のアレルギー症状が出たときにも、応急の処置として使うことができます。

虫刺され症の病状は、ハチ毒によるショックや、軽いアレルギー反応によるかゆみ、刺し傷からの細菌の感染など、いろいろですから、病状に応じた対処が必要になります。

注入毒の成分は、タンパク毒素、アミン類（ヒスタミンなど）、ブラディキニン、ペプチド、ポリペプチドなどで、アンモニア水の塗布はまったく役に立ちません。最も多い症状は、アレルギー反応によるものですから、抗ヒスタミン薬の注射や飲み薬が有効です。山歩きやピクニックなど、自然のなかに入っていくときには、長袖、長ズボンの服装で、虫除けスプレーなども用意するのを忘れないことです。ペットは、定期的に毛並みの手入れをして、ノミなどがたかるのを防ぎます。

とびひ

正式の病名は、伝染性膿痂疹です。

●原因

おもに黄色ブドウ球菌の感染でおきます。子どもの場合は、皮膚の表面の免疫機能が十分備わっていないので、少しでも皮膚に傷がついていると、そこに菌がついて増殖し感染症をおこします。小児期に特有のもので、おとなはかかりません。

●症状

乳児では全身にやけどのような、皮膚がむけてしまう症状がみられます。幼少児の顔面、体幹、四肢に出やすく、水疱、びらん、痂皮などの症状がみられます。身体中どこでもできます。伝染力が強く、保育園などで集団発生することがあります。

●防ぎ方・対処法

何よりも皮膚の清潔を保つことです。また夏場は、虫刺され、あせもなど、皮膚が傷つくことが多く、また汗をかくことなどによってアトピー性皮膚炎が悪化しやすい季節です。ですから、虫刺され、あせも、アトピー性皮膚炎などがおきないように、あるいは悪化しないように気をつけることが必要です。いつも爪を短くして、かゆいところをかいてもできるだけ傷がつかないように気をつけます。

とびひができてしまったら、かかりつけのお医者さんに菌を調べてもらい、その菌にあった抗生物質のぬり薬や飲み薬をもらって使います。

菌を調べてみると、多くの場合、黄色ブドウ球菌という細菌がみつかります。この菌に対して、ゲンタマイシンという抗生物質のぬり薬がよく使われます。ところが、最近、ゲンタマイシンを使ってもよくならないとびひがあるのです。そこで、私の病院で、この二年くらい、黄色ブドウ球菌にゲンタマイシンが効くかどうかの検査をしてみました。黄色ブドウ球菌の感染があってゲンタマイシンを使われた患者さんは一四〇人ぐらいいたのですが、そのうちの約四〇％がゲンタマイシン無効という結果でした。同じ黄色ブドウ球菌に対してクロラムフェニコールという、もう五〇年も前に開発されたぬり薬を使われた患者さんがやはり一四〇人ぐらいいたのですが、これは、九六％の患者さんに対して有効でした。

●休園・休校

よほど広い範囲に皮膚の炎症が広がっていれば問題ですが、ふつうは出席停止の措置は必要ありません。

無菌性髄膜炎

髄膜炎というのは、脳から脊椎のなかを通っておりてくる脊髄神経を包んでいる髄膜という膜に病原体がついて炎症をおこす状態です。髄膜炎のうち、ふつうの細菌学的検査で細菌がみつからない場合、無菌性髄膜炎といいます。ですから、細菌以外のあらゆる病原体を考えなくてはならないのですが、ふつうはウイルスによるものと考えます。

無菌性髄膜炎のおよそ八五％が、エンテロウイルス属に属するウイルスによっておこります。したがって、エンテロウイルス属による病気の流行のパターンが、無菌性髄膜炎の流行の季節性を決めるといっていいでしょう。

夏から秋にかけての時期におきやすい病気です。

●原因

エンテロウイルス属にはエコーウイルス、A群およびB群コクサッキーウイルス、エンテロウイルス68から71までなどがあります。これらのなかでは、エコーウイルスとB群コクサッキーウイルスが無菌性髄膜炎の原因になりやすいウイルスです。わずかですが、カビによるもの、結核菌によるもの、マイコプラズマによるものなどもあります。

エンテロウイルスの感染は糞口感染です。

●症状

ふつう発熱、頭痛、嘔吐などの症状ではじまります。熱は数日間続きます。お腹の痛みや下痢がおこることがありますが、これは、エンテロウイルス属はお腹につきやすいウイルスであることと関係があります。髄膜炎のときの特徴として、脊髄が刺激されるときの症状で、首を前に曲げると首筋の痛みが強いため曲げられなくなったり、膝をのばした状態で股関節を曲げようとすると、やはり痛くて曲げられなくなったりします。診断をつけるには髄

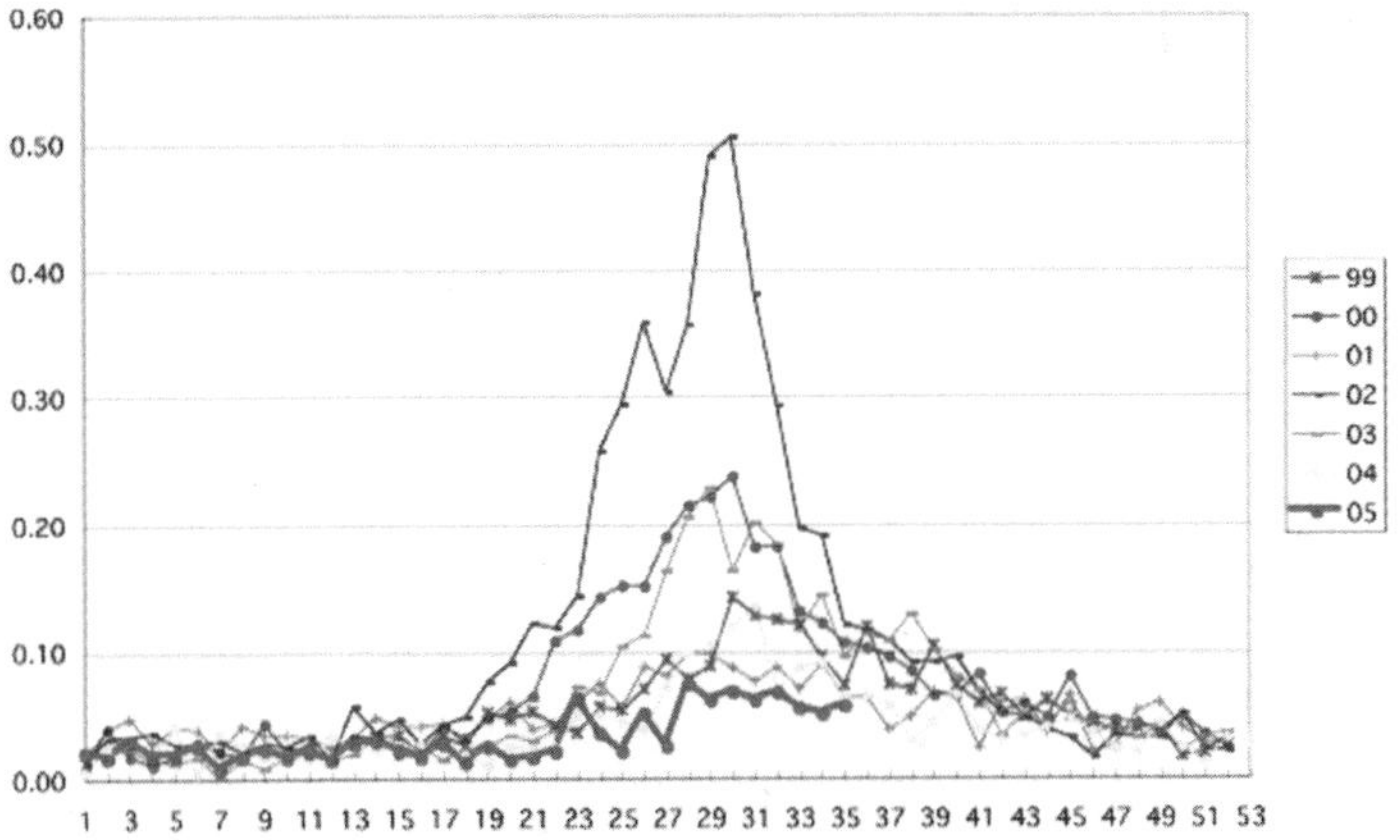

グラフ　無菌性髄膜炎

液の検査が必要です。たいていは後遺症なしに治りますが、わたしの経験では、風疹にかかって髄膜炎をおこし、脳炎も併発し、神経の後遺症を残したお子さんがいました。

●防ぎ方・対処法

予防的には、流行期のうがい、手洗いをしっかり行うことが第一です。流行性耳下腺炎など、ワクチンがあるものは、きちんとワクチン接種を受けることが大切です。

●休園・休校

無菌性髄膜炎は、たいていの場合、入院治療が必要になります。学校でどう扱うかについての取り決めのない病気ですから、退院後、いつ登校・登園が可能になるかは、患者さんの状態によって判断します。

3

秋の病気

マイコプラズマ肺炎

わたしが医学生だったころは、マイコプラズマ肺炎という言葉はありませんでした。そのころ使っていた小児科学の教科書をみますと、「原発性異型肺炎：病原的に単一の疾患ではないが、臨床像はほぼ一定し（症候群という考え）、感冒疾患群の中に属する。病原として、多くはmycoplasma pneumoniaeによることが最近確認されている。狭義には病原ウイルスの明らかなものは除き不明のもののみを指す」と書かれています。

現在は異型肺炎という言葉は使われず、ほとんど異型肺炎イコールマイコプラズマ肺炎として表現されています。

かかる年齢は、幼児期から青年期にかけてが多いのですが、七～八歳の時期にピークがあります。秋から冬にかけてかかりやすい病気です。

以前は四年おきに流行するといわれ、オリンピックの年にマイコプラズマ肺炎がおこりやすいということもいわれましたが、最近はそうした傾向はあまりみられません。

●原因

マイコプラズマという細菌の感染によります。飛沫感染と接触感染でうつりますが、感染力はさほど強くないので、学校での短時間の接触などではうつりにくく、きょうだいや親しい友人との間での感染が主です。

マイコプラズマは昔はウイルスの仲間と考えられていたこともありますが、実は細菌の仲間です。一般的に、細菌はゾウリムシのような形をしていて、まわりを細胞膜という膜がとりかこみ、さらにそのまわりを細胞壁という壁がとりかこむ構造をしています。病気の治療で抗生物質を使うときは、抗生物質が細菌の壁を攻撃して破壊してしまい、結果的に菌は死んでしまうのです。ところが、マイコプラズマという菌は細胞なのですが、ふつうの菌とちがって、膜はあるのですけれども壁がないのです。つまり、抗生物質の攻撃目標がないということです。したがって、ふつうの抗生物質は効きません。エリスロマイシンやテトラサイクリンなどマイコプラズマ用の抗生物質が必要です。

●症状

菌が侵入してから発病するまでの潜伏期は比較的長く、二〜三週間あります。発熱、頭痛、全身倦怠感などの症状からはじまり、数日たってから咳がではじめます。

咳は初めのころは乾いた感じの咳ですが、次第に痰がからむ湿った咳にかわっていきます。ふつうは胸に聴診器をあてますと、呼吸の雑音が聴かれるのですが、ときには、注意して聴いても何も雑音が聴かれず、レントゲン写真を撮ってみると、ひとつの肺が真っ白になるという所見で初めて肺炎がみつかることがあります。このような場合は、うっかりすると肺炎を見逃すことになります。

また、細菌感染のときには、血液検査をしますと白血球の数がふつうより増加していたり、CRPという炎症の反応の指標が高い数値を示すものですが、マイコプラズマ肺炎の場合は白血球の数は増えないことが多く、CRPもあまり異常な数値にならないことが多いのです。

●防ぎ方・対処法

飛沫感染・接触感染ですので、咳をしている患者さんのそばに近づくとうつる可能性があります。でも、咳をしている人がすべてマイコプラズマ肺炎の患者さんというわけではないので、困ります。「君子危うきに近寄らず」ということわざがありますが、その通りにしていたら社会生活が送れないことになります。

まわりにマイコプラズマ肺炎といわれた人がいれば、気をつけることですが、なにより患者さん自身がマスクをするなりして、まわりに菌をまき散らさないようにしてほしいものです。流行期にはうがい、手洗いをしっかり行うことが大切です。

●休園・休校

症状が改善して全身状態がよくなれば出席可能です。

感染経路

ウイルスや細菌がどのようにして人の身体のなかに侵入してくるかという感染経路は、いくつかに分けられます。空気感染、飛沫感染、接触感染、経口感染などです。

空気感染というのはウイルスや細菌などの病原体が長時間空気中に浮遊していて、それが気道から吸い込まれて身体のなかに侵入して、感染が成立するのです。

飛沫感染とは、すでに感染している人の咳、くしゃみ、会話中などにできる飛沫のなかの病原体が、気道から吸い込まれて、のどや気管の粘膜などについて、感染がおこります。飛沫の粒は大きいので、一メートル程度の距離しか飛ぶことができません。

接触感染というのは、患者さんに接触した手指や着衣を介しておきる感染です。経口感染の多くは、病原体に汚染された食べ物や飲み水などを経口摂取することでおこります。また、胃腸の感染症の患者さんの吐いたものや下痢便などを処理する際に汚れた手指、おむつなどの着衣から感染します。

気管支喘息

年間、日本全体で一年間に四〇〇〇人から五〇〇〇人くらいの人が喘息の発作で亡くなります。ほとんど窒息です。わたしが大学にいたころ、そこでは救急医療をしていましたから、喘息の発作がおこって呼吸がとまり、救急車で病院に連れてこられたお子さんを何人か診たことがあります。学校で授業中に急に苦しくなって保健室に行こうとして廊下で倒れてしまい、先生が慌てて１１９番に連絡して救急車でこられた方もありました。消防庁から救急出動の要請があって各地の救急車を派遣して救命医療センターへ駆けつけるまでの時間を調べてみましたら、東京ですと平均で四〇分かかりました。１１９番に電話したときからもう、息がとまりそうで大変なわけですが、それから治療がはじまるまで四〇分かかるわけです。ですから、たいてい助かりません。一時的に人工呼吸をしたり、心臓マッサージをしますが、完全に回復させるのは難しいことです。

気管支喘息は、アレルギーの病気の代表格として、ダニのほこりや種々の花粉などが発作のきっかけとされています。ゴキブリが原因だったという患者さんもいましたが、いろいろなものがきっかけとなります。

また、気象条件の変化が大きな影響を及ぼします。短時間の間に、急に気温の低下がおきると、てきめんに発作がおきます。夏の暑い盛りに、冷房のよく効いた室内に入ると、発作がおきやすくなります。

以前わたしがいた大学病院で、一〜一二月のどの時期に喘息の発作がおきやすいかということを調べてグラフをつくりました。九月、一〇月、一一月が多く、一番多いのは一〇月でした。日本全国でみますと、北海道、本州はだいたいそうなります。沖縄は少しちがって、四月、五月に多く、あとは一二月にも多くの患者さんがみられました。

世界的には、やはり北半球では秋の季節の変わり目で、ロサンゼルスや南米の地域など、いろいろなところでのデータを調べますと、だ

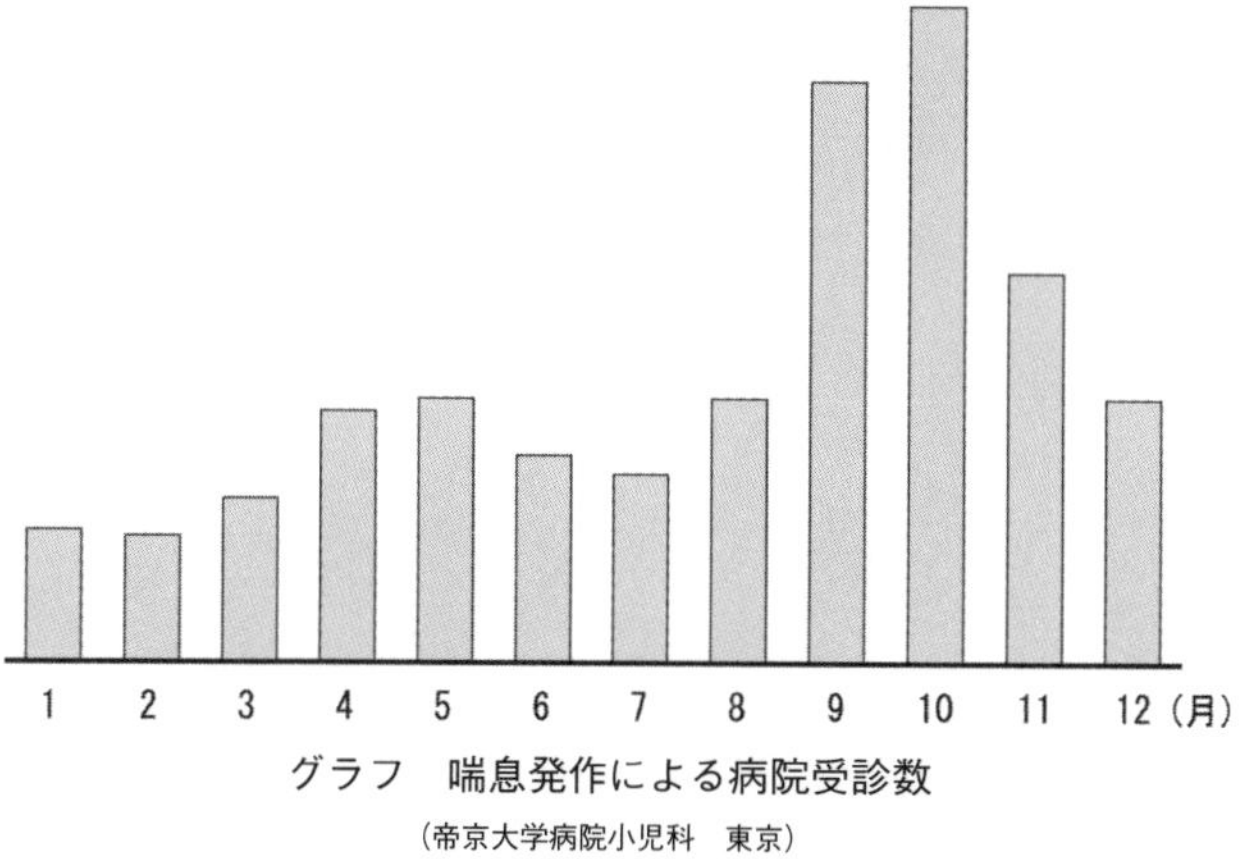

グラフ　喘息発作による病院受診数

（帝京大学病院小児科　東京）

いたい似たような結果でした。

小児喘息という言葉があります。小児期、とくに学校に入学する前の乳幼児期に喘鳴を伴う症状が出やすい時期があります。この時期はまだ気管支が細くて気管支の壁も薄いものですから、ウイルス感染などで気管支の炎症がおきると、気道の空気の通りが悪くなって、喘息によく似たゼーゼー、ヒューヒューという症状がおきやすいのです。

ですから、小児期に喘息様の症状がおこっている場合、わたしはたいてい小学校に入るくらいを目安にして、それまで続くようですと喘息の可能性も考えて、喘息の検査などもします。小学校にあがるまでは少しようすをみます。

治癒の問題ですが、喘息もアトピー素因という体質的なものが基本にあると考えます。アトピー素因というのは遺伝的なものなのです。ですから、喘息かなと思ったときには「お父さん、お母さんにアレルギーはありますか?」「ごきょうだいにアレルギーがありますか?」と聞くことが多いのですが、アレルギー素因があるかないかということがひとつの大きなカギになります。それが明らかにあると、その方はアトピー素因というのが一生続くので、喘息が完全に治りきったという言い方はできないのです。ただ便宜的には、丸二年間、ほとんど症状がない場合は、一応治ったということで、何人かのお子さんの喘息を卒業させました。「もう、こなくてもいいよ」と言っています。

●原因

アトピー素因といって、家族のなかにアレルギーの病気をもっていたり、アレルギーに関連した検査項目の検査値が高くでるような人は、気管支喘息にかぎらずアレルギー性鼻炎、アトピー性皮膚炎、アレルギー性結膜炎、花粉症などのアレルギーの病気にかかりやすいのです。

このアトピー素因に加えて、病気をおこすきっかけになるもの（アレルゲンといいます）が外から体内に侵入してくるとアレルギーの反応がおこり、症状がでてくるのです。

喘息のアレルゲンは人によって千差万別です。一番ポピュラーなのはダニのほこりです。ダニといいましても、たくさんの種類のダニがいるのですが、喘息の原因になるダニはチリダニという、身体の長さが〇・三〜〇・四ミリの小さなダニです。チリダニのなかにさらにヤケヒョウヒダニとコナヒョウヒダニの二種類があります。ふつうの家ですと、一軒あたり五〇〇〇万匹から一億匹のチリダニが住んでいるといいます。畳のなかやふとん、ぬいぐるみ、カーペットなどのなかに住んでいて、人のフケなどをえさにして生きています。

ダニがアレルゲンになるといいましても、丸ごとのダニを吸い込むわけではありません。あるダニ博士の研究では、ダニの糞が一番強い反応を示し、そのつぎがダニの身体そのものだそうです。ダニは高温多湿の環境で繁殖しますが、寿命は数カ月です。夏場に増えますが、秋には死んでいくのです。死んだダニは、ミイラになり、やがて細かい粉末になってしまいます。

ふとんの上でプロレスごっこなどをしますと、ダニの糞やミイラの粉末が舞い上がり、それを吸い込んで喘息発作がおこってしまうのです。

そのほかのアレルゲンも、それぞれの条件で季節や場所によって増えたり減ったりしながら人に影響を与えます。

喘息の発作には、いろいろな要因がからんでいるようですが、そのひとつに気温との関係があります。つまり、短時間に急に気温が低下すると、発作がおきやすいことがわかっています。九月から一一月ごろまでは、毎日毎日気温が下がっていく一方ですが、この気象条件と、たとえばダニアレルゲンが増える時期など、いろいろの条件が重なって、発作がおきやすいのではないかと考えられます。

また、発作は早朝に多くて、日中から夕方にかけてはあまりありません。これは、ホルモンの分泌が原因だと言う人もいますが、たとえば、冬場になると大気のなかに逆転層という現象がおきるのですが、これが喘息発作に影響しているかもしれません。ふつう、地面から上空までである大気のうち、地面に近いところがあたたかくなり軽くなりますから、上空にその軽くなった空気が行って、上空の冷たい空気が下へくるという対流がおきているわけです。ところが冬場でとても寒い時期になると、地表が冷えてきてそういう対流がおこらなくなります。この冷えた大気の層に、汚染物質やいろいろのアレルゲンが停滞してしまうということが考えられます。そのときに、もしかしたら喘息の症状がでやすいのかもしれません。そういうことが夜間に発作がおきやすい原因のひとつになるかと思います。

●症状

アレルギーの反応によって気管支がキューッと縮んで空気の通るスペースが狭くなり、おまけに分泌物が気管支にたまってくるものですから、息が楽にはできなくなり、狭い気管支を空気が通るときにヒューヒュー、ゼーゼーという呼吸音がします。どちらかというと、息を吸い込むときより吐き出すときに空気が通りにくく、呼吸の雑音が強く聴こえます。病状がすすむと、気管支の空気の通り道がさらに狭くなり、息苦しさも強くなります。息を吸い込もうとしても十分に空気が吸えず、肋骨と肋骨の間やのどの下の部分が陥没します。鼻翼呼吸といって、息を吸うときに鼻の穴をふくらませるような呼吸の仕方になります。横になって寝ていられず、夜中でも起き上がって、座った状態でタンスによりかかって眠る、苦しくて会話もできないようになったら、それは大発作といいます。

発作は、夜間や早朝に強く、日中から夕方にかけては少し和らぎます。

●防ぎ方・対処法

アトピー素因という体質は変えようがありません。できるだけ、アレルゲンになりやすいものを身のまわりから遠ざけるようにします。身体の鍛錬が大事です。

発作がおこらないように、抗アレルギー薬という薬を使ったりしますが、発作がおきてしまったら、症状に応じた治療が必要になります。

呼吸か吸呼か

赤ちゃんが生まれるとき、「オギャーといって生まれる」という言い方をよくします。このオギャーを分解しますと、「オ」と「ギャー」に分かれます。生まれる前の赤ちゃんはまだ呼吸をしていませんから、肺はちょうど肝臓のような感じで、まったく空気が入っていません。生まれ落ちたとき、まず最初に肺に空気が入ってきます。そのときに「オ」と言うのです。そして、肺が空気でいっぱいに満たされた後、その空気を吐き出します。このとき赤ちゃんは「ギャー」と言うのです。この後、「オギャー、オギャー」が続くのです。したがって、人の第一呼吸は吸気から始まるということがわかります。

人が亡くなるときはどうでしょうか。「息をひきとる」という言い方があります。「ひきとる」というのは、ニュアンスとしては少しわかりづらい言葉です。英語の表現ではexpireという言葉があります。「彼は亡くなった」というのを「He expired」と言います。このexpireという言葉は、「息を吐き出す」という意味です。生まれたときに「オ」といって息を吸い込み、亡くなるときには息を吐き出す、その間に人の一生があるのです。

花粉症

●原因

秋に飛ぶ花粉の代表は、ブタクサ、ヨモギ、カナムグラなどです。セイタカアワダチソウ、アキニレなどもあります。

花粉症の原因は、国によってもさまざまで、日本は春のスギ花粉症が八割以上ですが、アメリカではブタクサが多く、ヨーロッパではイネ科、北ヨーロッパではカバノキが花粉症のおもな原因です。アメリカのある花粉症の研究者によれば、ブタクサの花粉症は、アトピー素因のある人におきますが、三シーズンの期間、その花粉にさらされると、症状がではじめるということです。

日本では、スギ花粉症について調べている人がいて、やはり三シーズンだそうです。ですから三歳児で発症する可能性があるということです。以前、花粉症は学童期以降でないとおこらないといわれていたのですが、三シーズンさらされると花粉症の症状がでるということです。

アトピー性皮膚炎

●原因

慢性に経過する湿疹性の皮膚炎ですので、秋の病気と限定するわけではないのですが、この病気が発症しやすい時期は秋が多いのです。背景にアトピー素因がみられます。

この病気はとても多くて、以前に厚生労働省で調べたところ、日本の三歳児の約三分の一は、アトピー性皮膚炎だという結果がでました。

皮膚炎そのものは、一年中症状が続くことが多いのですが、とくに秋の寒冷期に症状が出はじめることが多く、一方、夏場に汗をかきやすくなると、汗の影響で皮膚の症状が悪化します。喘息やアレルギー性鼻炎を伴うこともよくあります。

●原因

アトピー性皮膚炎はアレルギーの病気とされています。アレルギーというのは、体質的にアレルギー性の病気にかかりやすい人が、アレルギーのきっかけになるもの（アレルゲン）が体内へ侵入した結果、アレルギーの反応をおこして病気が出るものです。実際には、なにがアレルゲンとして働いているかをみきわめるのは簡単ではありません。ある大学の皮膚科医のグループが、アトピー性皮膚炎をおこしている部分の皮膚を調べたところ、ダニアレルゲンの侵入がみつかったという報告がありました。

アレルゲン以外にも、アトピー性皮膚炎をおこしやすくしたり、悪化させたりする要因はいろいろと考えられますが、そのうちのひとつが皮膚を乾燥させる気候条件です。秋にアトピー性皮膚炎がおきやすいとする根拠となります。

●症状

アトピー性皮膚炎は、年齢によってかなりちがった症状を示しますが、顔、首のまわり、肘や膝のくぼみの部分、手首や足首のまわりなどにできる慢性の湿疹状の発疹です。とてもかゆいのが特徴です。

●防ぎ方・対処法

アトピー性皮膚炎は、皮膚の症状もかゆみも慢性的に続くので、局所の治療だけを漫然と続けるのではなく、全身的な対処が必要になります。かきこわしが、さらに症状を悪化させ、慢性化させる原因になりますので、極力かきこわしを避ける工夫をします。全身的な対処法として、抗ヒスタミン薬や抗アレルギー薬の内服などをおこないます。かきこわしたところに細菌がついて、皮膚の化膿症をおこしてしまうこともありますので、皮膚を清潔に保つことも大切です。

アトピー性皮膚炎を秋の病気としたのは、乾燥した空気がよくないからと、前に述べました。皮膚の乾燥をふせぐために、保湿のためのぬり薬を使うことも悪化させないポイントです。

アトピー性皮膚炎と食物との関係が問題視されることがあり、皮膚症状がみられると、鶏卵や牛乳などの食物を制限してしまう方がおられます。でも、アトピー性皮膚炎イコール食物アレルギーではありません。むしろ、皮膚の症状と鶏卵や牛乳などの食物を食べることとは無関係のことが多いのです。成長期のお子さんにとって大事な栄養源となる食物を、根拠なしに制限することのないようにして下さい。ご心配があるときは、実際に心配な食物を食べさせて、何か症状が出るかどうかの検査をして、判断するようにしましょう。

柿の皮が赤くなると

昔から、「柿の皮が赤くなると医者が青くなる」ということわざがあります。柿は、秋の気候のよいときに熟れて赤くなるのですが、この時期の気候は、人の身体にもとてもよく、あまり病気をしないのです。ですから、みんな病気を忘れて快適に暮らします。また、昔からといいましたが、今の国民皆保険が始まる前の話なので、医者にかかると費用は全額自分もちでしたから、少々の病気では、庶民はなかなか医者にかかれない状況でもあったのです。

お医者さんにとっては、あまり患者さんが寄りついてくれませんから、実入りが少なくなり、心配のあまり顔が青くなってしまうというわけです。ちょっと「風が吹けば桶屋がもうかる」のたぐいに近い感じがしなくもないのですが。

国民皆保険になってからは、ずっと医者にかかりやすくなり、「柿の皮が赤くなると……」ということわざはあまりはやらなくなりました。

若いお医者さんに聞いてみますと、このことわざを知らない人もけっこういます。いつでも安心して医者にかかれるということは、健康に暮らすための最低の条件と思います。

このごろは、健康保険の制度が変わってきて、社会保険の被保険者本人でもかかった医療費の三割も負担しなくてはいけなくなってきました。だんだんと、医者にかかりにくくなってきているのです。願わくば、また「柿の皮が赤くなると医者が青くなる」のことわざが復活してくることがありませんように。

4
冬の病気

しもやけ

専門用語では凍瘡《とうそう》といいます。冬山登山などで、寒さのために凍傷になる人もいますが、凍傷と凍瘡とはちがいます。凍傷は、零度以下の寒冷の状態に一定の時間さらされた場合に、誰にでもおこります。凍瘡は、必ずしも零度以下の寒冷にさらされなくてもおこります。五度から一〇度くらいの低温でもおこります。また、汗などの湿気が同時に影響するのです。体質的にしもやけにかかる子どもとかからない子どもがいますので、何らかの個人的素質がかかわっているようです。

最近はあまりしもやけの人をみかけないのはたしかですが、その気になって診ていると、けっこうみつかります。しかし、小児科のお医者さんのなかにも、しもやけを見たことのない人がいて、見逃されてしまうこともあります。

●原因

比較的低温の冷たい環境にさらされて、毛細血管の血液の流れが悪く

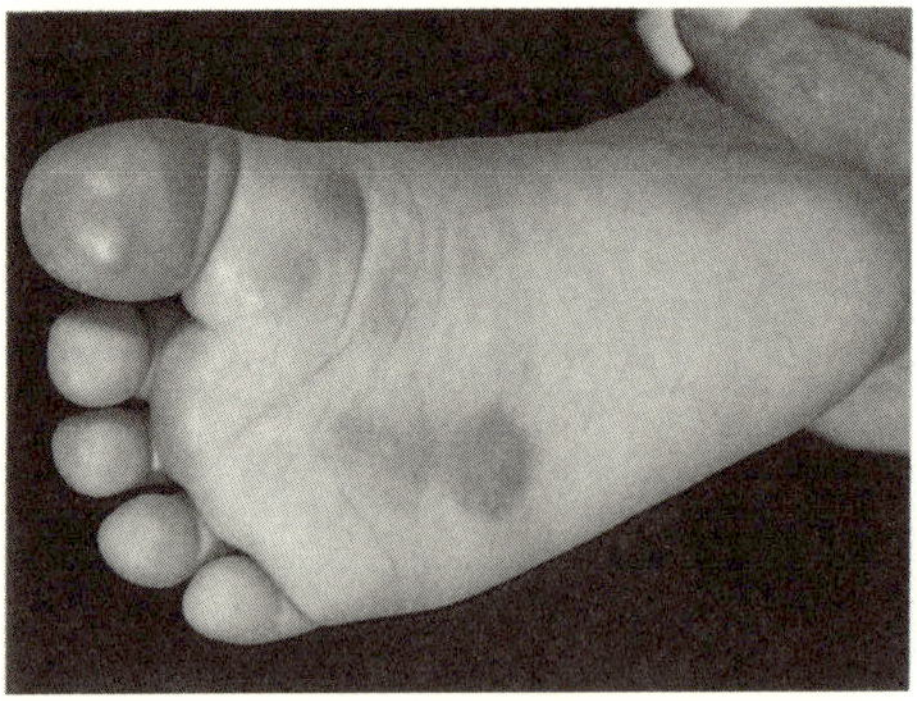

写真　しもやけ

西山茂夫『皮膚病アトラス　第４版』（文光堂、1997年）132頁より

なることが原因でおこります。冬に入る少し前や冬から春にかかる時期など、寒さへの防備が少し崩れるときにおきますが、それだけではなく水分（汗）が影響しておこりやすくなります。寒冷とともに湿気が関係するようです。寒冷の時期に、運動をして、濡れた靴下をいつまでも履いているというようなときにできます。

●症状

手足の指先や、足の側甲部、耳たぶ、鼻先などに暗赤色や青紫がかった腫れがみられます。暖まるとかゆくなります。ときにはしもやけのできた部分に水ぶくれができ、やがて皮膚がくずれてびらんになったり、もっと症状がすすむと潰瘍になったりします。

●防ぎ方・対処法

保温・乾燥が第一です。運動して身体に汗をかいたときには、足も汗をかいているはずです。すぐに濡れた靴下を乾いたものにとりかえます。

しもやけかなと思う症状に気がついたら、血のめぐりをよくするために、その部分を中心にマッサージをしてよくこすります。少し熱めのお湯と冷たい水に交互に手足を浸す温冷浴療法も、根気よく続けると効果があります。

しもやけになってしまったら、血行をよくするといわれる飲み薬やぬり薬なども使うことになります。

冬期乳児下痢症

ロタウイルスの感染による冬場の嘔吐下痢症を、とくに冬期乳児下痢症と呼びます。米のとぎ汁のような真っ白な水様便になることから、昔は白痢、仮性小児コレラ、白色便下痢症などと呼ばれていました。

●原因
大変感染力の強いウイルスで、保育園などで頻繁に集団発生します。

●症状
典型例では、米のとぎ汁のような白い水様便が頻回にみられます。嘔吐もくり返します。下痢と嘔吐で身体の水分と塩分がどんどん失われていき、強い脱水症状がおきます。脱水症の治療をしっかりやってあげますと、ふつう一週間くらいでおさまっていきます。

●防ぎ方・対処法

ひとたび症状が出てきてしまえば、脱水症に対する治療が最も大事な対処法になります。症状に合った内容の電解質液を、静脈を通して患者さんの身体のなかに送り込んであげるのです。

わたしが医者になりたてのころは、今のように輸液療法が発達していなくて、医師が自分で電解質液を調整してつくり、電解質液をガラスの容器に入れてベッドの上につるし、つないだ管の先の針を患者さんの太ももの皮下に射し込み、大量皮下注射という方法で輸液を行っていました。太ももがパンパンに腫れて、そのうち吸収されるという治療です。まれにですが、壊死をおこすという大変なことがありました。

保育園や病院の乳児室などで冬期乳児下痢症の患者さんが一人発生した場合、適切に対処しないと、あっというまにその集団の全員がかかってしまいます。患者さんが発生したら、すぐに家庭にひきとってもらいます。病院の場合は、個室に隔離します。患者さんの便や吐物を扱った人は手洗いやガウンの扱いに気をつけるなど、他の子どもにウイルスを媒介しないように気をつけます。

●休園・休校

下痢や嘔吐の症状が回復して、全身状態が回復すれば、登園可能となります。発病から一週間ぐらいが目安ですが、厳密にみると、発病後一〇日を過ぎてもまだ便にウイルスがみつかることがあります。

インフルエンザ

毎シーズン、一二月の終わりごろから二月いっぱいくらいまで、流行が続きます。紀元前五~四世紀のころ、医学の祖といわれたヒポクラテスの時代に、すでに「突如として発生し、瞬く間に広がり、数カ月のうちに消えていく、咳と高熱の流行性の疾患」という記録があります。一六世紀のイタリアの占星家たちは、周期性に流行のあらわれる病気を、星や寒気の影響(influenza = influence)によるものと考えていたといいます。このように、インフルエンザの歴史は長いのです。

●原因

インフルエンザウイルスの飛沫感染によって発病します。インフルエンザウイルスにはA型とB型とがありますが、毎年少しずつウイルスの構造が変化します。

インフルエンザの流行には、あるポイント以下の温度と湿度が関係するといわれます。夏の間、ウイルスがどこにいるのかは不明です。

●症状

突然の高熱で始まり、悪寒、頭痛、全身倦怠感、関節痛、筋肉痛などの全身症状がおこります。のどの痛み、咳、鼻水、鼻づまりなどの呼吸器の症状のほか、嘔吐、下痢、腹痛などのお腹の症状がみられることもあります。まれにではありますが、インフルエンザウイルスによる脳炎や脳症がおきることがあります。四歳以下の幼児がかかりやすく、インフルエンザの症状がでてきてから二日以内に脳炎や脳症の症状が出ることが多いようです。

ときに細菌の感染が重なることがあり、肺炎がおこったりします。小児やお年よりなど抵抗力の弱い人は死亡することもあります。

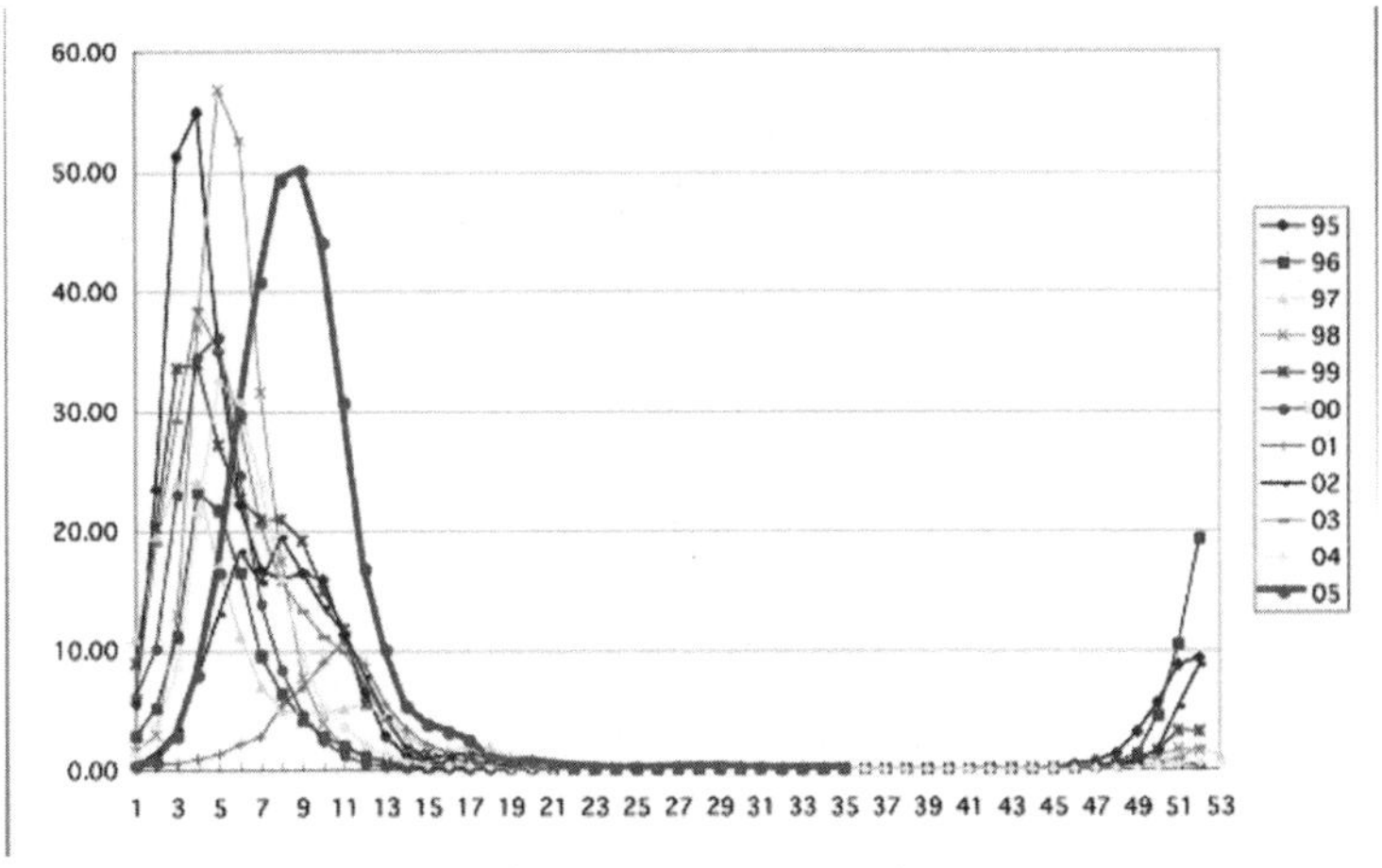

グラフ　インフルエンザ

●防ぎ方・対処法

飛沫感染ですから、学校や保育園の仲のよい友だちからうつることが多い病気です。とくに冬の時期には、学校や保育園から帰ったら、うがいや手洗いを忘れずにする習慣をつけることが大事です。かかってしまったら、症状を軽くするために、熱さましや頭痛止め、咳止めの薬を使うことになりますが、熱さまし、頭痛止めの使い方には注意が必要です。薬によっては、ウイルスそのものによるものとは別の急性脳症（ライ症候群）をおこしてしまうことがあるからです。

近年、ウイルスの増殖をおさえる抗ウイルス薬が使われるようになり、病気の重症化を防げるようになり、合併症の心配も少し遠のいたのではないでしょうか。

流行に先駆けてインフルエンザのワクチンを注射しておくことが、ご本人にとっても、まわりにお年よりや病気の方にうつさないようにするためにも、大事かもしれません。ただ、おとなは一回の注射で免疫がつくのですが、子どもの場合は、生活歴が短い分、二回注射をしないと十分に免疫がつかないので、ちょっとかわいそうです。

鶏卵アレルギーのある人にはインフルエンザワクチンを接種しないというお医者さんもいるようですが、鶏卵を食べて強いアレルギー反応がでたことがなければ、ふつうにワクチンの接種をしても心配はありません。

●休園・休校

平熱になってから二日間がすぎたら登園・登校が可能です。

注射とおまわりさん

時計の針が一一時半をまわりました。そろそろ、待合室のお子さんたちが、待ち時間の限界に達してきたようです。わあわあというわめき声、ぎゃあぎゃあという泣き声がカーテンの隙間から聞こえてきます。それと一緒に、お母さんの声、「そんなに言うことがきけないのなら、先生に注射をしてもらいますよ！」

幾度となく聞かされるお母さんの脅し文句なのですが、そのたびにもの悲しい気持ちにさせられます。お母さんの脅し文句の両横綱は注射とおまわりさんです。多分、注射が東の横綱でおまわりさんが西の横綱だと思います。注射にとってもおまわりさんにとっても、えらい迷惑です。

こんな研究がされているそうです。弱い熱刺激の合図の後で弱い熱刺激を、また、強い熱刺激の合図の後で強い熱刺激を、それぞれ与える実験をくり返した後、弱い熱刺激の合図で強い熱刺激を与えたところ、あまり強い熱刺激と感じなかったといいます。

　つまり、弱い熱刺激の合図のときには、次に与えられる熱刺激を弱い熱刺激として身構える態勢になっていて、強い熱刺激とは感じないのです。脳のなかの刺激を感じる部分も、強い熱刺激の合図で活発になり、弱い熱刺激の合図ではあまり活動しなかったといいます。つまり、「注射を怖がる子どもに『痛いよ』と声をかければ、痛みは強まり、『痛くないよ』と声をかければ、痛みは弱まる」というのです。

「そんなに言うことがきけないのなら、先生に注射をしてもらいますよ！」というお母さんの脅し文句で、「注射はこわいもの、痛いもの」という強い熱刺激の合図が子どもたちに送られているのかもしれません。

細気管支炎

　空気を吸いますと、空気は気管から左右に分かれる主気管支を通り、その後、さらに枝分かれした細い気管支を通って、気管からかぞえると、一四～一五回ほど枝分かれして、やがて末端にある肺胞にまで到達し、そこで肺胞にからみついている毛細血管に酸素を供給します。そして今度は、逆に毛細血管から二酸化炭素（炭酸ガス）を受けとり、今度は呼気として、逆の経路をたどって、身体の外に息を吐き出すのです。

気管支が枝分かれする途中の、もうかなり肺胞に近い部分の気管支を細気管支といいます。子どもの場合、直径はせいぜい〇・一ミリから〇・一五ミリくらいの、とても細い気管支です。気管支のこの部分に炎症がおきるのが細気管支炎です。

●原因

ＲＳ（respiratory syncytial）ウイルスによっておこります。乳幼児期に特有の病気です。

●症状

初めはくしゃみ、鼻水などのかぜ症状がおきますが、次第に咳、ぜいぜいなどの症状がみられるようになり、呼吸の回数が多くなります。呼吸困難のために食欲がなくなり、不機嫌になります。病気が軽い場合は数日で症状がよくなって自然に治りますが、強い呼吸困難がおきて、息を吸うときに鎖骨の上の部分や肋骨の間が引っ込む陥没呼吸や、鼻の穴をふくらます鼻翼呼吸などの症状がみられるような重症の状態になることもあります。気管支の通りが悪くなるために、酸素と炭酸ガスの交換が十分にできなくなり、酸素不足のため、唇や指先が紫色になるチアノーゼの症状がでてきます。
息を吐き出すときは、胸の筋肉や横隔膜をしぼるようにして空気を押し出すのですが、このときに、炎症のためにふだんより細くなっている細気管支は、押されてつぶれてしまうのです。そのために、空気を吐き出すことがうまくできないで、肺がふくらんで、過膨張の状態になります。この程度にまで重症になった場合は、入院して酸素吸入が必要になります。

●防ぎ方・対処法

冬の時期に、乳幼児期のお子さんにかぜの症状がみられたら、RSウイルスの感染も疑います。周囲に細気管支炎の患者さんがいないかどうか、たしかめます。もし細気管支炎を疑ったら、その目で経過をみていきます。早目に手を打つことができるからです。

RSウイルスがついたかどうかを調べる迅速検査キットが使われています。鼻水をとって、そのなかにRSウイルスがいるかど

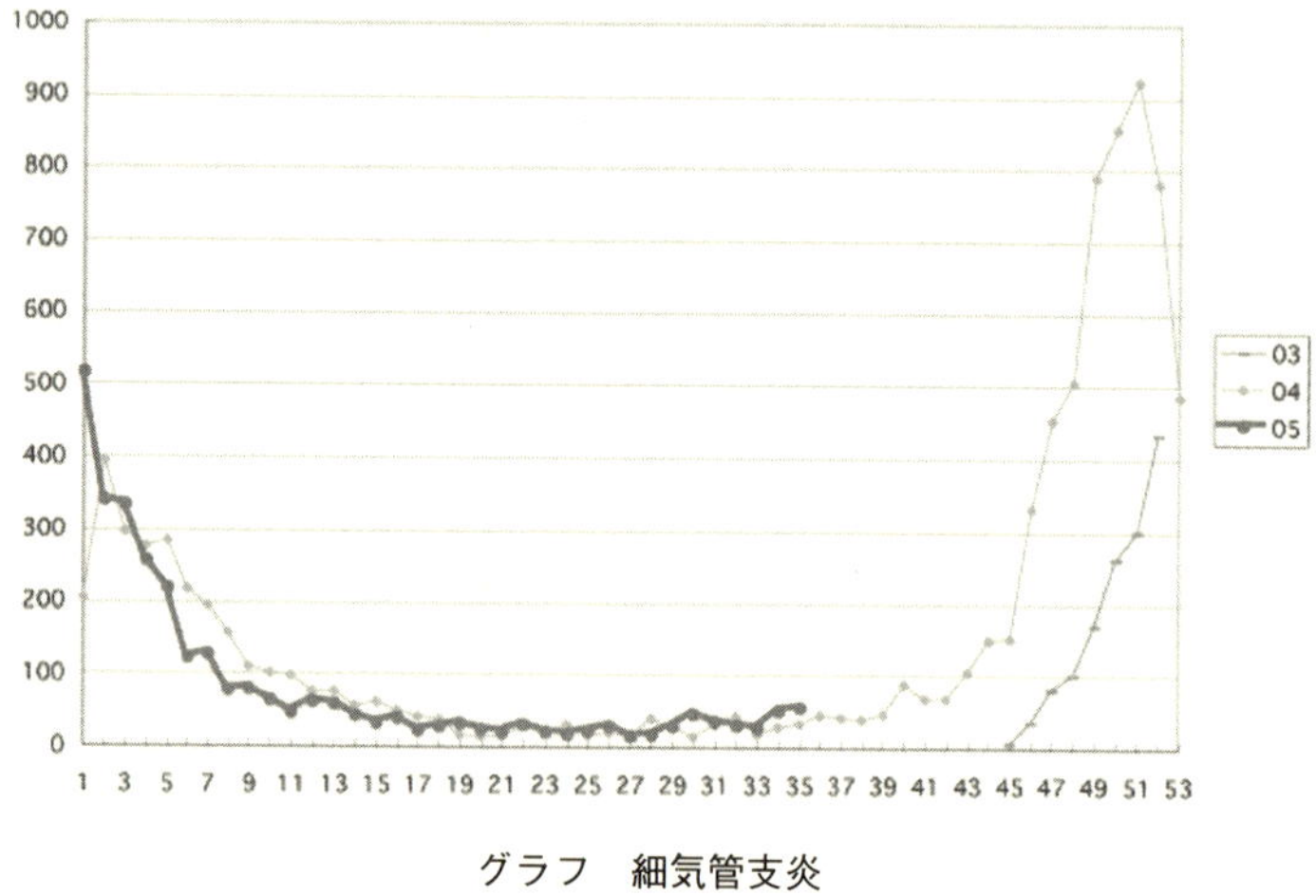

グラフ　細気管支炎

うかを調べるのです。

とくに未熟児・低出生体重児の場合は、かかると重症化しやすいのですが、幸い、予防薬が開発されています。流行が始まりそうな時期から、流行期を通して、毎月一回注射を行います。これで発病を防ぐことができます。

●休園・休校

たいていの子どもは、自然感染や軽い症状がでるだけで、三～四歳くらいまでに免疫がついてしまい、この年齢以降に発病することはまずありません。

感染性胃腸炎

この病気の場合、冬期乳児下痢症などのようにある決まった病原体がおこすというより、いろいろの病原体がかかわる冬場の胃腸炎と考えます。冬の始まりから春先まで、症状が続きます。

●原因

主として細菌やウイルスの感染が原因でおこる胃腸症状ですが、細菌やウイルス以外にも、リケッチアや寄生虫など、あるいは食中毒などの感染源がありますので、頭のなかに入れておく必要があります。細菌性の場合は病原性大腸菌、カンピロバクター、サルモネラ、腸炎ビブリオなど、ウイルス性の場合は腸管アデノウイルス、ロタウイルス、ノロウイルスなど、寄生虫ではランブル鞭毛虫、クリプトスポリジウムなどがあります。患者さんの便からの感染、汚染された水や食品などから感染します。

●症状

感染源の種類によって症状はいろいろですが、発熱、下痢、吐き気、嘔吐、腹痛などがおこります。感染性胃腸炎だと思っていたら、急性虫垂炎（いわゆる盲腸炎）だったり、別の腸の炎症の病気だったりすることがありますから、慎重に見極めてもらうことが必要です。血液の検査や便の培養検査やウイルス抗原を調べる検査などが必要になるかもしれません。

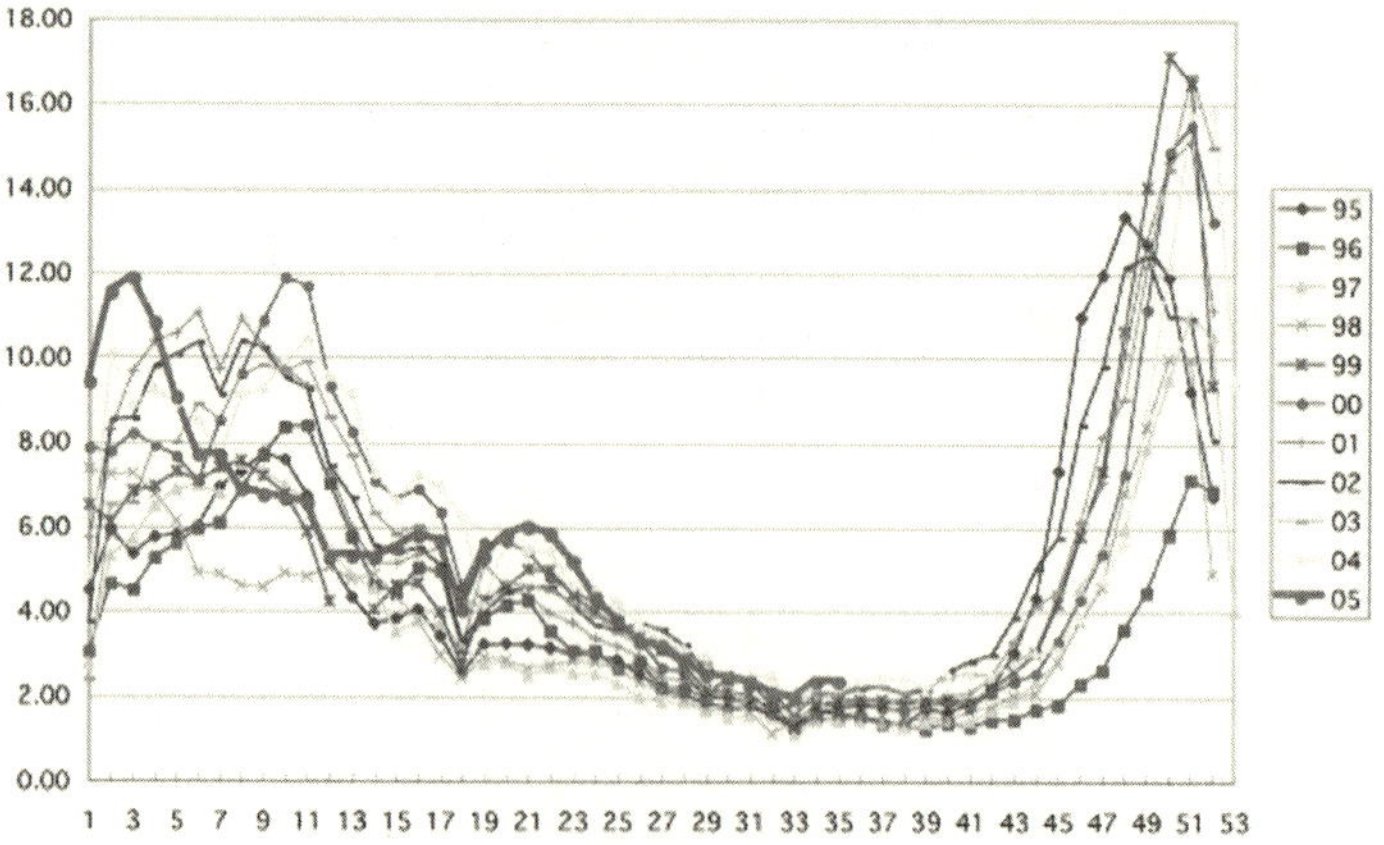

グラフ　感染性胃腸炎

●防ぎ方・対処法

下痢、嘔吐などの症状のある患者さんと接触したら、手洗い、うがいなどをこまめに実行して、病原体が自分の身体に侵入してくるのを防ぐよう気をつけます。このようにして、二次感染が広がるのを防ぐようにします。

ただ、感染源を正確に知ることはなかなか難しいことです。以前、病原性大腸菌のO－157が流行したとき、当時の厚生大臣が早とちりをして、カイワレ大根を犯人に仕立ててしまったことがあります。結局、カイワレ大根だったという証拠がなく、カイワレ大根業者から厚生省に猛烈な抗議が寄せられ、厚生大臣がテレビカメラの前でカイワレ大根を食べて、無実をアピールする羽目になったことがありました。

●休園・休校

急性期が過ぎて、症状が改善し、全身状態がよくなれば登校・登園可能です。流行を防ぐというより、患者さん本人の状態で判断するということです。もし、便の培養検査などで、特別の菌が見つかったりしたときは、それぞれの病気についての決まりが優先します。

くる病

くる病の難しい定義は「体液中のカルシウム、無機リン濃度の異常によって生じた骨基質の石灰化不全」とされています。このカルシウムやリンの異常に関与するのがビタミンDなのです。最近はあまりお目にかからない病気ですが、ときどきあります。

ビタミンDの前駆物質は、紫外線照射によって活性ビタミンDとなり、血中に吸収、利用されます。日照時間が短かったり、大気汚染やガラスを通った光などのもとでは紫外線量が十分でなく、ビタミンDが不足します。

冬場、あるいは日照時間の短い地方で発病することのある病気です。

私はアトピー性皮膚炎の子どもの診療をしているのですが、アトピー性皮膚炎がおきるのはすべて食べ物のせいだと思い込んでいる親御さんがたくさんいます。それで、少し皮膚の症状がみられると、医師や保険師などにも相談せず、極端な食事制限をして、そのためにビタミン不足になることがあります。小児科関係の専門誌や学会の報告などでは、毎年といっていいほど、アトピー性皮膚炎のお子さんに極端な食事制限をしたために、ビタミンD欠乏性くる病になってしまった例などが報告されます。アトピー性皮膚炎のほとんどは、食べ物とは関係ありませんので、やみくもに食べ物の制限をしないように気をつけてほしいと思います。

おねしょ（夜尿症）

乳幼児期のおねしょは、病気ではありません。成長とともに夜間、睡眠中の尿の量が少なくなり、膀胱の容量が増加していくので、三〜四歳を過ぎると、大部分の子どもは睡眠中の尿を朝まで膀胱に貯めていられるようになります。学童期以後にもおねしょがみられるときは、病的なものも考えに入れて、林間学校など学校行事にさしつかえることもあるので、対策をたてる必要があるかもしれません。

しかし、おねしょのみられる子は案外多く、小学校入学のころでも一〇人に一人くらいはいます。「なんでうちの子だけが……」と深刻になることはないのではないかとも思うのですが。

おねしょにかんしては、必ずしも冬場だけではなくて夏でもおねしょのみられる人もいます。ただ、冬場のほうが寒冷の時期ですから、おこりやすいのです。

●原因

おねしょの原因としていくつかのことが考えられます。

夜間、睡眠中の尿の量が多いタイプがあります。そのなかにも、睡眠中の抗利尿ホルモンの出方が悪いために浸透圧の低い、薄い尿がたくさんできるタイプと、塩分をたくさん摂取するために濃い尿がたくさんできるタイプがあります。

膀胱の容量が少ないために、少ない尿量ですぐにおしっこがしたくなってしまうタイプがあります。このなかに、昼間も夜も少ない量しか貯められないタイプと、夜、寝ているときだけ容量が少なくなって、少ない量しか貯められないタイプがあります。

尿の量が多くて、膀胱の容量も少ないタイプがあります。このタイプは「混合型」と呼ばれます。

●防ぎ方・対処法

一般的なこととしては、夕食後、寝るまでの時間に、できるだけ水分をとらないようにすること、夕食時にできるだけ塩分をとらないこと、寝るときに保温に気をつけて、身体を冷やさないようにするなどによって、夜間の尿の量を減らす工夫をすることです。

薬の治療法としていくつかあります。抗うつ薬のなかに、尿の量をへらしてくれるというものがあります。あるいは副交感神経遮断薬が膀胱の収縮を抑える働きがあるとして使われることがあります。また、尿量を減らすホルモンの点鼻薬を使ったりもします。しかし、なかなか思うような効果があがらないことが多いようです。

やけど

やけどには熱湯などの熱い液体をかぶることでおきる熱傷と、炎に焼かれたりストーブにさわったりすることでおきる火傷とがあります。たいていの場合は熱傷です。

●原因

最近は、直接炎を燃やすタイプの暖房器具があまり使われなくなりましたが、それでも暖房器具によるやけどは少なくありません。炊飯器の蒸気やカップ麺のお湯、熱したフライパンなどに触れてやけどをすることがしばしばあります。また、学童期の子どもがお母さんのお手伝いをしようとしてやけどをするということもあります。冬だけではありませんが、比較的冬場に多いものです。

やけどは多くの場合、事故としておきます。よちよち歩きの幼児は、毎日毎日、発達をとげています。昨日できなかったことが今日はできるようになっています。そこに親の油断がおきるのです。

やけどではないのですが、このような事例がありました。三歳の女の子がベランダで一人で遊んでいました。部屋にはお母さんとおばあちゃんもいましたが、ベランダの柵は高いし、何も危険なものはないと思って安心していました。ベランダの片隅に電気洗濯機が置いてあり、そこには洗濯を終えたあとのすすぎ水がたまっていました。お子さんの身長は、洗濯機のふちにようやく頭が届くくらいで、危険はないはずでした。ところが、このお子さんは、反対の片隅に置いてあった段ボールの箱を引きずってきたのです。洗濯機のわきに段ボールの箱を置いて、その上にのって、多分、洗濯機のなかをのぞきながら遊んでいたのでしょう。お母さんが気になってベランダのガラス戸を開けてみますと、お子さんは洗濯機のためてあった水のなかにさかさまに浸かっていたのです。急いで引き上げましたが、息をしていません。何分間水に浸かっていたかはわかりません。救急車を呼んで病院に運び、手当をしました。お子さんは息を吹き返し、自発呼吸もするようになりましたが、結局、植物状態になってしまいました。ご家族のお気持ちはいかばかりかと思います。

健康

わたしがまだ中学生だったころ、保健体育の時間になると、保健が専門だった校長先生は「健康とはなにか」というお話をくり返しくり返しされたものでした。

当時、世界保健機構（ＷＨＯ）が健康の定義を発表したばかりで、校長先生はその中身を中学生のわたしたちに知ってもらいたかったのでしょう。「健康とは、肉体的、精神的および社会的に完全に良好な状態にあることであり、単に疾病または病弱の存在しないということではない」というのがＷＨＯの健康の定義でした。

ＷＨＯや国連児童基金（ユニセフ）が子どもたちの健康のバロメーターにしているものに、五歳未満で死亡する子どもの割合（Ｕ５ＭＲ＝Under 5 Mortality Rate）を示す数字があります。

わたしたちがよく目にするのは乳児死亡率といって、一歳未満での死亡率の数字です。しかし、乳児死亡率というのは、先天的な病気など、子ども自身、あるいは遺伝的なものを理由とする死亡が含まれたりします。

Ｕ５ＭＲという場合、子ども自身の身体的な理由だけでなく、その子どもの住んでいる国や社会的状況、つまり、どのくらい国民が経済的に富んでいるか、識字率はどのくらいか、上下水道はどのくらい整備されているか、家族計画はうまくいっているかなど、さまざまな要因が反映するという考え方が基本にあるのです。

この考え方は、前述した健康の定義にぴったりと重なり合うのです。

ちなみに、日本のＵ５ＭＲは一〇〇〇人あたり四人程度で、世界で最少のレベルですが、一〇〇〇人に二五〇人程度というとてつもない数字の国がいくつかあります。この世界の現実からも、わたしたちは目をそらしてはいけないのだと思います。

■参考文献

（1）『院内感染対策テキスト　改訂4版』（日本感染症学会編・へるす出版・二〇〇〇）

（2）『院内感染対策なるほどABC』（斧康雄編・ヴァン　メディカル・二〇〇三）

（3）「気管支喘息発作と気象因子との関連について」（伊東繁他・『アレルギー　38』一九八九）

（4）『NEW小児科学』（清野佳紀他編・南江堂・一九九九）

（5）『小児科学　第3版』（高津忠夫編・医学書院・一九六七）

（6）『こどもの病気の地図帳』（鴨下重彦他監修・講談社・二〇〇二）

（7）Feigin *et al.*(ed.), *Textbook of Pediatric Infectious Diseases,* 4th ed., W. B. Saunders Co., 1998.

（8）A. G. Siegel *et al.*, 'Controlled Studies of Streptococcal Pharyngitis in a Pediatric Population', in: *New Engl. J. Med.*, no. 265 (1961), pp. 559-566.

（9）E. L. Kaplan *et al.*, 'Diagnosis of Steptococcal Pharyngitis: Differentiation of Active Infection from the Carrier State in the Symptomatic Child', in: *J. Infect. Dis.*, no. 123 (1971), pp. 490-501.

（10）『地球環境　第8巻　第2号』（国際環境研究協会・二〇〇三）

（11）『内科疾患と皮膚病変』（武田克之編著・永井書店・一九八九）

（12）『Atlas of Dermatology 2nd Ed.』（西山茂夫著・文光堂・一九八七）

（13）『The Current Color Atlas of Skin Diseases改訂版』（今村貞夫他監修・シェリング・プラウ・二〇〇二）

（14）『抗菌薬療法の考え方　第1巻～第4巻』（紺野昌俊著・ミット・二〇〇一～二〇〇三）

（15）『IgE抗体産生と環境因子』（村中正治他編・メディカルトリビューン・一九九〇）

著者略歴

伊東　繁

（いとう・しげる）1940年生まれ。東京大学医学部卒業、東京厚生年金病院小児科部長、帝京大学医学部小児科教授を経て、2002年、東京勤労者医療会東葛病院副院長・小児科科長。日本小児科学会専門医、日本アレルギー学会認定指導医。

◉企画協力――新日本医師協会東京支部

子育てと健康シリーズ㉔

季節の変化と子どもの病気

2005年11月18日　第1刷発行

定価はカバーに表示してあります

◉著者――伊東　繁

◉発行者――中川　定

◉発行所――株式会社　大月書店

〒113-0033　東京都文京区本郷2-11-9

電話（代表）03-3813-4651

振替00130-7-16387・FAX03-3813-4656

http://www.otsukishoten.co.jp/

◉印刷――新富印刷

◉製本――中永製本

ISBN 4-272-40324-9　C0337